Wie bleibe ich fit

Klaus-Michael Braumann
Jan Schröder

Wie bleibe ich fit
Einfache Übungen für den Alltag

Ellert & Richter Verlag

Liebe Leserin, lieber Leser,

Sie werden sich sicherlich fragen, warum wir als Sportmediziner Ihnen diesen Ratgeber empfehlen, wo wir uns doch tagtäglich um die Fitness der Fitten bemühen und diese noch zu verbessern versuchen. Aber das ist nur ein Teil unserer Arbeit. Viel wichtiger ist es für uns und unsere Kolleginnen und Kollegen, sich um jene zu kümmern, die überhaupt keinen Sport treiben oder die es bitter nötig hätten, ihren Körper zu trainieren und sich mehr zu bewegen. Warum, das werden wir Ihnen gleich im nächsten Kapitel erläutern.

Wir leben in einem Zeitalter, in dem viele Menschen nicht mehr das tun, was wir früher ständig tun mussten – uns bewegen, laufen, jagen, um das tägliche Brot kämpfen ... Büroarbeit ist nun einmal bewegungsarm, was bedeutet, das die meisten von uns sich kaum oder zu wenig bewegen und zwangsläufig weniger an der frischen Luft sind – kurz gesagt: faul werden.

Wenn wir auf den unförmig gewordenen Bauch, den schleppenden Gang oder das Außeratemsein nach wenigen Treppenstufen angesprochen werden, dann kommt häufig das Argument: „Für meine Fitness habe ich einfach keine Zeit." Was bleibt, ist das schlechte Gewissen.

Mit diesem Buch wollen wir Ihnen helfen, Ihr schlechtes Gewissen zu entlasten, indem Sie wenigstens ein Fitness-Minimalprogramm für Ihre Muskeln und Gelenke absolvieren, für das Sie nur ein paar Minuten am Tag benötigen (ab Seite 156). Wer seine Fitness noch mehr steigern möchte, kann sich – je nach Typ, Lust und Laune – weitere und anspruchsvollere Varianten aus dem vielfältigen Übungsangebot „von Kopf bis Fuß" zusammenstellen, das dieses Buch bietet.

Viele Fitnessratgeber zeigen komplizierte Übungen mit speziellen Geräten, die Sie nur im Fitnessstudio oder im Sportverein durchführen können. Dabei gibt es unzählige Gelegenheiten im Alltag, auf einfache Weise verschiedene Muskelgruppen zu kräftigen und ihre Funktion zu verbessern. Das kann eine Übung zur Rumpfkräftigung am Arbeitsplatz im Büro sein oder eine zur Dehnung der Wadenmuskulatur beim Warten an der Ampel. Wir schlagen Ihnen in diesem Buch Übungen vor, die Sie ohne großen Geräteaufwand und nahezu ohne zusätzlichen Zeitbedarf praktisch überall durchführen können.

Klaus-Michael Braumann
Jan Schröder

Das sollten Sie wissen, bevor Sie mit dem Training beginnen

Warum Bewegung so wichtig ist

Bewegungsmangel und falsche Ernährung sind nicht nur Ursachen einer großen Anzahl chronischer Erkrankungen wie Diabetes mellitus, Bluthochdruck oder Veränderungen der Blutgefäße, die zu Herzinfarkt und Schlaganfall führen können, sondern auch mitverantwortlich für eine große Anzahl typischer Beschwerden am Bewegungssystem wie Rücken- oder Gelenkschmerzen. Es ist also in jedermanns Interesse, durch regelmäßige Bewegung für den Erhalt einer guten eigenen Fitness zu sorgen, um derartigen Beschwerden entgegenzuwirken.

Dieses Buch soll Ihnen dabei helfen, durch die Integration einfacher gymnastischer Übungen in den Alltag Ihre Fitness und damit Ihre Lebensqualität zu steigern. Wir erklären Ihnen aber auch, warum Sie bestimmte Übungen und Aktivitäten durchführen sollen, denn es ist leichter, neue Dinge in den Alltag zu integrieren, wenn man weiß, warum man das tun soll.

Funktion der Muskeln

Eine wesentliche Eigenschaft unserer Muskeln ist die Fähigkeit, sich unter Energieverbrauch zusammenzuziehen. Muskeln sind über Sehnen an den Knochen befestigt. Wenn sie sich zusammenziehen und verkürzen, bewegen sie die Knochen in den Gelenken gegeneinander.

Eine zweite wichtige Aufgabe ist eine Stützfunktion. Durch Kontraktion – indem sie sich also zusammenziehen – können Muskeln Spannung entwickeln und auf diese Art und Weise stabilisierend auf Gelenke wirken. So sorgen die kleinen Muskeln zwischen den Wirbelkörpern der Wirbelsäule dafür, dass wir eine aufrechte Haltung einnehmen können und nicht zusammensinken.

Eine biologische Regel besagt, dass Organe bestimmte Mindestreize zum Erhalt ihrer Funktionsfähigkeit benötigen und dass zu wenig und zu geringe Beanspruchung zu einem Funktionsverlust führt. Die Muskeln passen sich wechselnden Anforderungen an: Wer seine Muskeln täglich beansprucht oder sie sogar intensiv trainiert, wird feststellen, dass sie größer, ausdauernder und deutlich stärker werden. Das ist ein Grund, warum viele Menschen in Fitnessstudios ein gezieltes Krafttraining durchführen.

Wenn Muskeln durch mangelnde Bewegung oder Belastungen im Alltag zu wenig beansprucht werden und die notwendigen Reize ausbleiben, nimmt ihre Funktionsfähigkeit ab; die Muskeln werden schwach und verkümmern. Das lässt sich beobachten, wenn ein Gelenk (zum Beispiel nach einer Verletzung) längere Zeit durch einen Gipsverband ruhiggestellt war oder nur gering belastet werden konnte.

Muskeln brauchen Belastung

Durch den zunehmenden Bewegungsmangel in unserer hochtechnisierten Gesellschaft erfahren die Muskeln unseres Körpers immer weniger die alltäglichen Reize, die sie zum Funktionserhalt benötigen. Die Kraft der nicht beanspruchten Muskeln nimmt also – teilweise erheblich – ab. Das zeigt sich in vielen Bereichen: Immer weniger Menschen sind in der Lage, über mehrere Etagen Treppen zu steigen, denn ihnen fehlt die Kraft in den Oberschenkeln. Durch eine abgeschwächte Haltemuskulatur im Rücken zeigen immer mehr Personen Haltungsschwächen und leiden unter Rückenschmerzen.

Abgeschwächte Muskeln sind anfällig für Beschwerden, die durch Überforderung entstehen. Das kennt vermutlich jeder, der mal eine ungewohnt lange Wanderung, Joggingeinheit oder Paddeltour hinter sich gebracht hat: Wenn man untrainierte Muskeln plötzlich intensiv belastet, werden sie hart und fest, die betroffenen Körperbereiche fühlen sich verspannt an. Medizinisch gesehen spielt sich dabei Folgendes ab: Die erhöhte Muskelspannung drückt die Blutgefäße zusammen und der Muskel ist schlechter durchblutet. Die dadurch entstehende verminderte Sauerstoffversorgung der einzelnen Muskelzellen erzeugt Schmerzen und lässt die Muskelspannung weiter ansteigen.

Gleichzeitig verursacht der Sauerstoffmangel eine Funktionsstörung der Wände der kleinen und kleinsten Blutgefäße, die nun für bestimmte Bestandteile des Blutes durchlässig werden, darunter das Fibrin, welches eine zentrale Bedeutung bei der Blutgerinnung hat. Es bewirkt in den überlasteten Muskelabschnitten Verklebungen der Muskelfasern, die als „Myogelose" bezeichnet werden und als schmerzhafte Verhärtungen tastbar sind.

Wenn schließlich ein Muskel über längere Zeit mit erhöhter Spannung an seinen Aufhängepunkten am Knochen zieht, kommt es auch dort zu schmerzhaften Reizungen. An diesen Ansatzstellen ist der Muskel nämlich über die Knochenhaut mit dem Knochen verbunden. Die Knochenhaut ist aber – wie die meisten wissen, die sich schon einmal den Kopf gestoßen oder einen Tritt ans Schienbein bekommen haben – eine der schmerzempfindlichsten Strukturen des menschlichen Körpers.

Dieses Prinzip der muskulären Reaktion bei Überforderung ist Ursache für eine große Anzahl typischer Beschwerden am Bewegungssystem: Wenn etwa jene Muskeln, die zwischen den einzelnen Wirbelkörpern die Wirbelsäule stabilisieren, überlastet werden (zum Beispiel durch eine einmalige Überforderung, weil eine schwere Getränkekiste aus dem Auto gehoben wird), dann entsteht Schmerz durch Sauerstoffmangel – die Blutgefäße komprimieren und drosseln so die Durchblutung. Durch ihre erhöhte Spannung ziehen die Muskeln stärker an den mit Knochenhaut überzogenen Wirbelkörpern. Auch das verursacht Schmerzen.

Ein wichtiger Schritt, um die so entstandenen Schmerzen zu lindern, aber auch um die Entstehung dieser Beschwerden zu verhindern, liegt darin, die angespannten Muskeln zu lockern; vor allem jedoch, für eine ausreichende Kräftigung der Rückenmuskeln, insbesondere der kleinen Zwischenwirbelmuskeln, zu sorgen.

Für die Reduzierung der erhöhten Muskelspannung, die zu den Schmerzen an den Aufhängepunkten führt, stehen verschiedene Optionen zur Verfügung: Gut wirken physikalische Maßnahmen wie ein warmes Bad, Massagen oder auch eine Wärmeanwendung (Packung, Wärmflasche oder Ähnliches), die zu einer Entspannung (Detonisierung) beitragen.

Die erhöhte Spannung lässt sich aber auch ganz hervorragend durch Dehnübungen (Stretching) normalisieren. Ein Muskel, der längere Zeit gedehnt wird, reduziert reflektorisch seine Spannung. Und genau dieses Prinzip macht man sich beim Dehnen zunutze. Die angespannte Muskulatur wird gedehnt. Die folgende Entspannung führt dazu, dass der Muskel mit einem geringeren Zug an seinen Aufhängepunkten zieht und dadurch zumindest kurzfristig Schmerzen abklingen können. Dafür hilfreiche Übungen werden in allen Kapiteln dieses Buches vorgestellt.

Gelenkprobleme

Gelenke sind die beweglichen Verbindungen zwischen zwei Knochen. Ihr Aufbau ist prinzipiell immer ähnlich: Zwei Knochen stehen miteinander in Kontakt; an den Verbindungsstellen werden sie von einer Knorpelschicht überzogen. Diese hat eine Art Pufferfunktion und ermöglicht eine fast reibungsfreie Bewegung der Knochenenden gegeneinander. Stabilisiert und bewegt wird das Gelenk durch die gelenkumspannende Muskulatur. Wenn diese abgeschwächt ist, kann das Gelenk nur noch eingeschränkt gestützt werden. Es kommt bei Belastung vermehrt zu Reibungen innerhalb der Gelenkstrukturen. Durch den Reizzustand kann sich mehr Gelenkflüssigkeit bilden. Das Gelenk schwillt an und wird dick. In der Folge werden Belastungen, die Schmerzen verursachen, gemieden, was zu einer weiteren Abnahme der Muskelkraft führt. Durch diese Abschwächung des Muskelkorsetts wird die Belastbarkeit des Gelenks weiter reduziert. Zahlreiche Beschwerden, die als „Arthrosen" vielen Menschen im Alltagsleben Probleme bereiten, sind verursacht durch abgeschwächte Muskeln und die fehlende Stabilisierung von Gelenken.

Typischerweise sind Gelenkbeschwerden, die erst nach 20 bis 30 Minuten Belastung einsetzen, eher Hinweise für eine abgeschwächte Muskulatur. Nach dieser Zeit geht die stabilisierende Wirkung der Muskulatur durch die einsetzende Ermüdung mehr und mehr verloren und es kommt allmählich zu einer immer größeren Belastung der Binnenstrukturen im Gelenk. Im Gegensatz dazu sprechen Schmerzen, die unmittelbar mit Belastungsbeginn auftreten, eher für eine direkte Schädigung der Gelenkstrukturen.

Weitere Funktionen der Muskulatur

Eine gut funktionierende Muskulatur ist schließlich auch aus anderen Gründen von gesundheitlich wesentlicher Bedeutung: Falsche Ernährung und Bewegungsmangel führen zu Übergewicht. Besonders im Bauchfett, dem sogenannten viszeralen Fett, werden dabei biochemische Substanzen produziert, die über verschiedene Mechanismen diverse Organstrukturen schädigen und dadurch entscheidend an der Entstehung typischer chronischer Krankheiten beteiligt sind, zu denen Bluthochdruck, Diabetes mellitus, Blutgefäßveränderungen (Arteriosklerose), Osteoporose, aber auch degenerative Erkrankungen des Zentralnervensystems wie Demenz oder die Alzheimer-Erkrankung gehören. Diese negativen Effekte der vom Fettgewebe produzierten Botenstoffe (der sogenannten proinflammatorischen, also entzündungsfördernden Adipokine) werden ausgeglichen durch biochemische Substanzen, die bei Muskeltätigkeit aus der Muskulatur freigesetzt werden (sogenannte Myokine) und die negativen Effekte der Adipokine abschwächen oder sogar vollkommen dämpfen können. Je mehr Muskulatur vorhanden ist oder durch Training aufgebaut wird, desto mehr dieser positiv wirkenden Myokine können gebildet werden. Ganz einfach und in „Comic-Sprache" gesagt, können durch ausreichende Muskeltätigkeit so viele „good guys" produziert werden, dass die negativen Effekte der aus dem Fettgewebe freigesetzten entzündungsfördernden „bad guys" abgeschwächt oder sogar verhindert werden.

Zur Struktur des Buches

In den nachfolgenden Kapiteln werden die verschiedenen Muskelgruppen des ganzen Körpers von oben nach unten – also „von Kopf bis Fuß" – abgehandelt. Zunächst erfahren Sie etwas über die jeweiligen anatomischen Zusammenhänge, dann geht es los mit dem Training. Bei regelmäßiger Durchführung ermöglichen die vorgestellten Übungen Ihnen also eine „Ganzkörperfitness".

Stellen Sie sich Ihr Trainingsprogramm zusammen

Die Fitnessübungen sind ausdrücklich für den Hausgebrauch oder auch für den Arbeitsplatz gedacht und vermitteln Ihren Muskeln die notwendigen Trainingsreize, die sie zum Funktionserhalt benötigen. Sie müssen dafür nicht alle Übungen des Buches machen, sondern es reichen zum Beispiel jeden Tag fünf Kräftigungsübungen und fünf Dehnungsübungen in den Pausen zwischen den Kraftübungen. 5–10 Minuten – fertig ist das Training. Für den Einstieg genügt es sogar schon, wenn Sie sich aus den fünf Minimalprogrammen am Schluss des Buches das für Sie geeignete heraussuchen, und dazu vielleicht noch Ihre „Lieblingsübung" aus dem Gesamtprogramm. Ausdrücklich nicht aufgeführt sind Übungen zum Training des Herz-Kreislaufsystems, die für die Prävention typischer chronischer Krankheiten ihre Bedeutung haben. Hierfür sind Dauerbelastungen von etwa 20 bis 30 Minuten notwendig, bei denen der Puls und der gesamte Stoffwechsel gesteigert werden. Derartige Effekte erreicht man am ehesten durch schnelles Spazierengehen oder Joggen, Nordic Walking, Radfahren, Rudern, Schwimmen oder auch Skilanglaufen. Wenn Sie also zusätzlich zu den Übungen für eine gute Funktion Ihres Bewegungssystems auch noch Ihre tägliche „Ausdauereinheit" in den Tagesablauf integrieren, haben Sie, unter gesundheitlichen Aspekten betrachtet, nahezu ein Optimum erreicht.

Schwierigkeitsgrade

Um dem aktuellen Leistungsstand jedes Einzelnen Rechnung zu tragen, werden für jeden Übungskomplex unterschiedliche Schwierigkeitsgrade (Levels) vorgeschlagen: von Level 1 (leicht oder einfach) über Level 2 (etwas schwerer) bis Level 3 (schwer oder komplex). Diese Levels sind neben dem Text jeder Übung zugeordnet.

Spezielle Hinweise

Neben diesen Hinweisen auf den Schwierigkeitsgrad sind spezielle Hinweise in den Textfluss eingebaut:

Farbige Kästen
In den farbig hinterlegten Kästen wird für die gesamte Übungsfolge eines Kapitels oder für eine spezielle Übung auf wichtige Details hingewiesen:

- Wie sollte ich in der Ausgangsposition stehen bzw. den Rücken halten?
- Worauf muss ich besonders achten – zum Beispiel Bewegungsgeschwindigkeit?
- Was sollte ich vermeiden oder besonders im Auge haben?

Bürostuhl-Button
„Wie bleibe ich fit" ist als Ratgeber für den Alltag gedacht, sozusagen als Alternative zum Fitnessstudio. Da der Alltag ja nicht nur zuhause stattfindet, kann man auch auf dem Weg zur Arbeit ein paar Übungen machen, zum Beispiel beim Warten an der Ampel. Auch für kleine Trainingseinheiten im Büro sind die Übungen geeignet. Das geht sogar mit hochhackigen Schuhen und im Kleid oder Rock. Und vielleicht können Sie ja noch Ihre Arbeitskolleginnen und -kollegen zum Mitmachen motivieren. Auf diese Übungen weist der „Bürostuhl-Button" am Rand hin.

Geräte
Die meisten Übungen sind so ausgewählt und konzipiert, dass sie ohne Geräte – also mit dem eigenen Körpergewicht als Trainingslast – durchgeführt werden können. Sie brauchen höchstens mal eine Matte als Unterlage. Für manche Übungen werden aber doch weitere Hilfsmittel vorgeschlagen. Das sind allerdings keine komplizierten Maschinen, sondern Kleingeräte, die man leicht durch Alltagsgegenstände ersetzen kann, wie sie sich – eben für ein „Home"-Training – in jedem Haushalt finden. Der Gymnastik-Sitzball (zum Beispiel „Pezziball") kann ersetzt werden durch einen gepolsterten Stuhl, Hocker oder Sessel. Als Kleingewichte können

Plastikwasserflaschen oder -sixpacks, aber auch andere haushalts-
übliche Gegenstände, die ein geeignetes Gewicht haben, genutzt
werden. Wenn die Füllung der Flaschen mit Wasser nicht aus-
reicht, können sie auch mit Sand gefüllt werden.
Für einige Übungen werden elastische Bänder (Thera-Band) als
Zugwiderstände genutzt. Die sind sehr handlich, wiegen nichts
und können überall leicht verstaut werden. Eine wirkliche Alternative zu diesen elastischen Bändern gibt es nicht – aber die Übungen können zum Beispiel auch mit Plastikwasserflaschen durchgeführt werden. Bänder wären allerdings manchmal besser. Thera-
Bänder kann man einfach online bestellen. Bei eBay werden sie
schon ab 3,90 Euro angeboten. Grundsätzlich kann man gleich
eine kleine Sammlung verschiedenfarbiger Bänder anlegen, die
unterschiedliche Zugwiderstände haben. Teurer ist nicht besser,
also ruhig die günstigen Varianten kaufen!

Kräftigung und Dehnung

Es werden sowohl Kräftigungsübungen als auch Übungen zur
Dehnung der Muskulatur vorgeschlagen und dargestellt. Kräftigung ist wichtig, um Muskulatur aufzubauen und um den Ener-
giestoffwechsel inklusive der Muskeldurchblutung anzukurbeln.
Damit einhergehend wird der Muskeltonus (Grundspannungszu-
stand) durch Krafttraining stimuliert. Die erhöhte Spannung – mit
der gesteigerten Durchblutung und Aktivierung – nach dem Krafttraining ist hier gewollt. Eine hohe Muskelspannung kann aber
auch ungewollt durch Alltagstätigkeiten und Zwangshaltungen
am Arbeitsplatz begünstigt werden. Dehnungsübungen können
diese Spannung reduzieren und sind somit genauso wichtig wie
die Kräftigung. Daher finden Sie in jedem Übungskomplex dieses
Buches immer beide Komponenten: erst Kräftigung, dann Dehnung, in unterschiedlich anspruchsvollen Varianten.

Kräftigung
Bei den Übungen zur Kräftigung gibt es solche, bei denen eine
Haltearbeit gewollt ist, und solche, bei denen Bewegungen in
einem oder mehreren Gelenken gefordert sind. Bei beiden
Übungsformen arbeitet die Muskulatur. Aber einmal sieht man
von außen keine Bewegung (statische Haltearbeit) und einmal

sieht man, dass sich der Arm beugt oder streckt, dass sich der Oberkörper aus der Rückenlage aufrichtet oder, oder, oder ... Bei den Halteübungen soll man die Muskeln so stark anspannen, wie man kann, und diese Spannung dann halten. Wie beim Dehnen reichen auch hier 5–10 Sekunden maximale Muskelspannung, um unser Trainingsziel zu erreichen (leise bis 20 zählen). Damit diese paar Sekunden nicht nur ein einmaliger Reiz bleiben, soll die Haltemuskelspannung genauso wiederholt werden wie bei der Dehnung, also zwei bis drei Mal.

Bei den Übungen, bei denen sich Gelenke bewegen (dynamische Belastungen), sollte man darauf achten, dass die Bewegung sowohl in der überwindenden Bewegungsphase (Anspannung) als auch in der nachgebenden Bewegungsphase betont langsam durchgeführt wird. Am besten dabei leise zählen: „auf" eins und „ab" zwei, dann wird die nächste Wiederholung durchgeführt.

Die vorgeschlagenen Lasten (Wasserflasche, Thera-Band, Sixpack) sind den jeweiligen Übungen angepasst, aber immer so, dass die Last sicher und ohne Überforderung bewegt werden kann. Eine langsame Bewegungsausführung lässt auch leichte Lasten schwerer werden, wenn man einige Wiederholungen absolviert.

Für dynamische Übungen werden hier meist zwischen zehn und 15 Wiederholungen vorgeschlagen, dann soll der Muskel beansprucht, aber nicht total erschöpft und „kaputt" sein. Diese zehn bis 15 langsamen Wiederholungen sollen – vergleichbar zu den 5–10 Sekunden maximale Haltearbeit – einen Muskelanspannungsreiz setzen, der den Muskelaufbau anregt.

Im Gegensatz zu den statischen Halteübungen wird die Muskeldurchblutung bei den dynamischen Muskelkräftigungsübungen kaum beeinträchtigt. Auch das motorische Nervensystem profitiert mehr von den dynamischen Übungen, aber der Muskelaufbaureiz ist zum Teil besser bei Halteübungen, wenn sie mit maximaler Kraft ausgeführt werden.

Dehnung
Grundlegend gilt für alle Dehnungsübungen, dass eine Position eingenommen wird, in der ein bestimmter Muskel „lang gezogen" werden soll (Stretching). Dabei kann es sein, dass man gelegentlich komplizierte Positionen einnehmen muss, bis das typische Spannungsgefühl aufkommt. Die in diesem Buch vorgestellten

Körperpositionen sind nicht zwingend; manchmal können geringfügige Abweichungen einen deutlich stärkeren Dehnungsreiz bewirken. Das Ziehen soll nicht ruckartig sein, sondern langsam und kontinuierlich stärker werden – bis das Spannungsgefühl entsteht. Der unter Umständen aufkommende leichte Zugschmerz soll dann für etwa 5–10 Sekunden „ausgehalten" werden: Halten Sie dabei die Position und zählen Sie vielleicht leise bis 20. Diese „Permanent-Methode" ist Standard für das Dehnungstraining.

Es gibt noch andere Methoden, wie wippende Bewegungen an der Zugschmerzgrenze oder eine vorherige maximale Muskelanspannung vor dem eigentlichen Dehnen. Sie sollen in diesem Ratgeber jedoch nicht weiter thematisiert werden. Aus wissenschaftlicher Sicht gibt es keine Beweise, dass die eine Methode besser oder effektiver ist als die andere. Also: Bei der Dehnung (Stretching) sollte die Position dauerhaft (5–10 Sekunden) an der Zugschmerzgrenze gehalten werden. Darauf sollte eine kurze Pause folgen. Dann kann man die Dehnung noch einmal machen. Oft werden Sie bemerken, dass beim zweiten und dritten Durchgang die Beweglichkeit schon besser geworden ist.

Grundpositionen

Viele Übungen werden im stabilen Stand durchgeführt. Die Beine stehen leicht – schulter- oder hüftbreit – auseinander, die Zehen sind nach vorn ausgerichtet. Bei dieser Grundposition kann man gut darauf achten, das Becken aufgerichtet zu lassen oder den Rücken betont gerade zu halten. Alternativ empfehlen wir Übungen, bei denen man im Stehen eine leichte Schrittstellung einnimmt – kein wirklich weiter Ausfallschritt, sondern lediglich ein kleiner Schritt. Diese Ausgangsstellung sollte vor allem bei Übungen eingenommen werden, bei denen man den Oberkörper leicht vorbeugen muss. Man steht stabiler – das Becken ist fixiert und der Rücken kann leicht überstreckt gerade gehalten werden. Das gilt auch für Übungen im Sitzen: Aufrechtes Sitzen meint genau diese beiden Punkte – stabiles Becken und betont gerader Rücken. Bei Übungen im Stütz (Liegestütz) ist wichtig, dass der Körper gestreckt ist – und vor allem während der Übung auch gestreckt bleibt. Hierzu muss der Rumpf stabilisiert werden. Das ist anstrengend, aber gerade gewollt. Hierzu muss der ganze Körper in einer Linie sein, das heißt Oberkörper, Oberschenkel und Unterschenkel. Also nicht mit dem Becken „durchsinken", aber auch nicht mit dem Po nach oben ausweichen. Ein Spiegel hilft hier, oder ein helfender Partner. Aber man bekommt das auch selber hin – nur nicht schummeln!

Musik und Atmung

Musik kann zur Motivation hilfreich sein. Für ein Workout mit Kräftigungsübungen sollte das Tempo der Musik aber nicht einschläfernd langsam sein, obwohl die Wiederholungen bewusst ruhig ausgeführt werden sollen und das Dehnen auch ohne Hektik erfolgen soll. Also: Einfach die aktuelle Lieblingsmusik anmachen! Die Musik soll einen beim Training nicht treiben, aber die Zeit verkürzen.

Die Musik sollte auch die Atmung nicht unnötig beschleunigen, denn diese spielt eine wichtige Rolle. Für ein richtiges Bewegungstempo oder eine ausreichend lange Haltedauer bei statischer Kräftigung, aber auch bei der Dehnung sollte man ruhig mitzählen. Es ist nicht notwendig, beim Heben einer Last immer nur einzuatmen, um dann beim Ablassen einer Last auszuatmen. Aber es sollte immer ruhig geatmet werden – niemals mit Pressatmung, auch wenn es mal anstrengender wird.

So, damit genug der Vorrede. Sie wissen ja, die Praxis blamiert die Theorie. Also: Beginnen Sie zunächst einmal mit jenen Übungen, die leicht und ohne jede Hilfsmittel durchzuführen sind. Dann werden Sie schon nach wenigen Tagen einen positiven Effekt spüren. Natürlich lässt sich die körperliche Fitness durch gezieltes Training noch weiter steigern, und vielleicht werden Sie irgendwann merken, dass Sie immer besser werden und sich auch gern einmal mit anderen messen möchten. Dann können Sie immer noch mit einem intensiveren Training zum Beispiel in einem Fitnessstudio beginnen. Wir wollen Sie aber nicht zu Leistungssportlern machen, sondern Sie davon überzeugen, wie gut Ihnen die Bewegungen und Belastungen tun und wie schnell Sie sich fitter und wohler fühlen werden. Denn: Die Heilkraft der Bewegung ist ganz ohne Medikamente zu haben. Es kommt nur auf Sie an. Nehmen Sie die Chance wahr!

Halsmuskulatur, Schulter- und Nackenmuskulatur, Brust und oberer Rücken

Halsmuskulatur

Die Halsmuskulatur ist unter anderem für die Statik der Halswirbelsäule sowie die Beugung und Neigung des Kopfes verantwortlich. Ist die Muskulatur nicht ausreichend gestärkt, können Beschwerden wie Kopfschmerzen, Migräne und vieles mehr entstehen.

Steifer Hals oder Kopfschmerz durch Verspannung – das hilft!

Mit den folgenden, einfachen Übungen kann man Nackenverspannungen und die daraus resultierenden Beschwerden lindern oder verhindern.

Die Halswirbelsäule ist empfindlich. Nicht nur die Wirbelgelenke selbst, sondern auch die darin verlaufenden Arterien und Nervenstränge können sensibel reagieren, wenn man sie sehr ruckartig anspannt oder am Hals zieht. Also: Führen Sie die folgenden Übungen **sanft und vorsichtig** durch!

Alle Übungen zur Kräftigung oder zur Dehnung der Nacken- und Halsmuskulatur können **auch im Büro** – sogar im Sitzen am Schreibtisch – ausgeführt werden!

Kräftigung

Level   **Nackendrücken nach hinten**

1

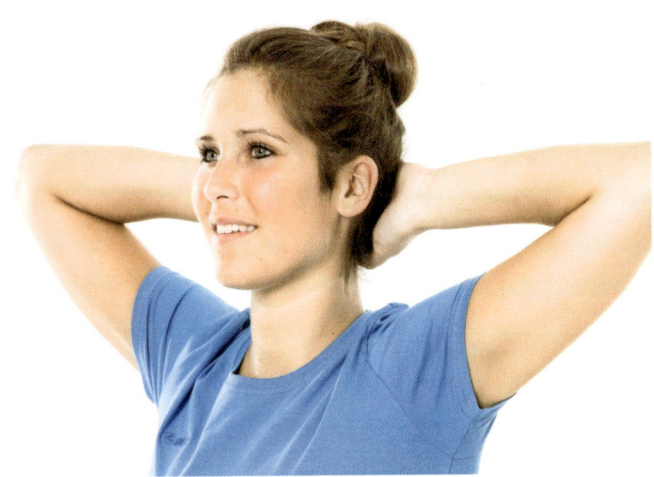

Grundposition:
Stabiler Stand oder aufrechte Sitzposition

Ausführung:
Hinterkopf mit beiden Händen umschließen, Kopf fest gegen
den Widerstand der Hände nach hinten drücken

Dauer:
5–10 Sekunden statisch halten, zwei Wiederholungen

Kräftigung

Halsspannung seitlich

Level

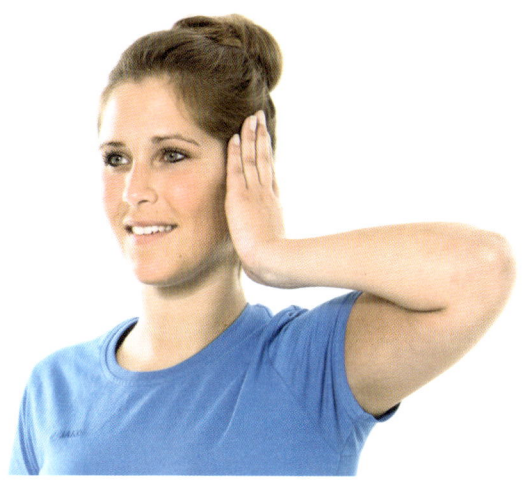

Grundposition:
Stabiler Stand oder aufrechte Sitzposition

Ausführung:
Linke Handfläche direkt oberhalb des linken Ohres an den Kopf legen, den Kopf nach links gegen den Widerstand der Handfläche drücken

Dauer:
5–10 Sekunden halten, dann Seite wechseln, zwei bis drei Wiederholungen pro Seite

Sie können diese Übung natürlich **in jede Richtung** durchführen, wenn Sie mit Ihrer Hand an verschiedenen Stellen des Kopfes den Gegendruck erzeugen.

Dehnung

Die Dehnung sollte ruhig bis an die Zugschmerzgrenze gehen, also bis zu dem leichten Schmerz, der bei einer Dehnung entsteht. Verlängern Sie aber nicht die angegebene Dauer der Übung, sondern machen Sie lieber mehr Wiederholungen.

Level **Seitliches Kopfneigen**

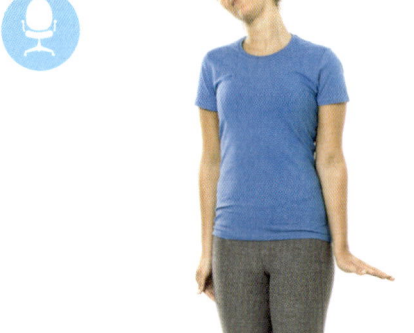

Grundposition:
Stabiler Stand oder aufrechte Sitzposition

Ausführung:
Sanft den Kopf nach rechts zur Seite neigen. Die linke Handfläche Richtung Boden drücken, um die gewünschte Spannung im seitlichen Nacken zu verstärken

Dauer:
5–10 Sekunden unter Zugspannung halten, dann Seite wechseln, zwei bis drei Wiederholungen pro Seite

Dehnung

Die gewünschte Zugspannung im seitlichen Nacken (Trapez-muskel) kann noch verstärkt werden, wenn der andere Arm mit-hilft, indem er in der Schulter maximal nach unten gestreckt und die Hand dabei überstreckt wird:

Seitlicher Halszug

Level

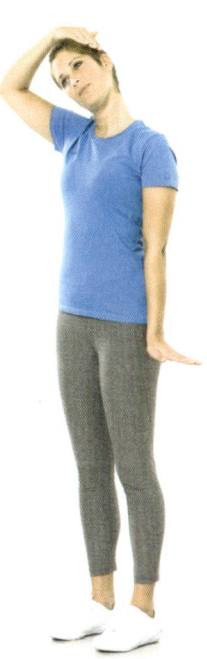

Grundposition:
Stabiler Stand oder aufrechte Sitzposition

Ausführung:
Mit der rechten Hand über den Kopf greifen und die Handfläche seitlich über das Ohr legen. Leicht am Kopf ziehen. Die linke Handfläche Richtung Boden drücken, um die gewünschte Spannung im seitlichen Nacken zu verstärken

Dauer:
5–10 Sekunden unter Zug-spannung halten, dann Seite wechseln, zwei bis drei Wiederholungen pro Seite

2

Dehnung

Die Dehnung funktioniert auch für die hinteren Muskelstränge am Nacken:

Level   **Kinn auf die Brust – Halszug nach vorn**

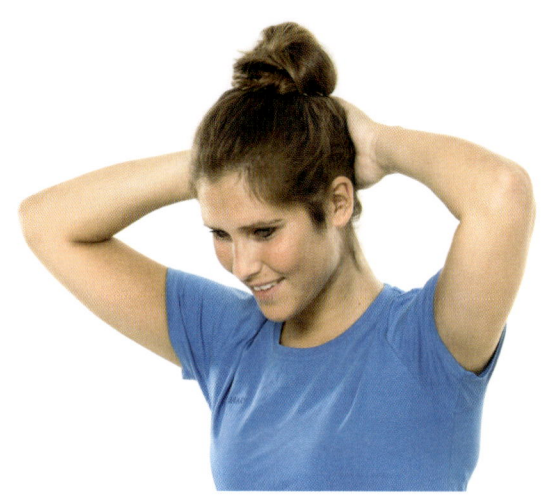

Grundposition:
Stabiler Stand oder aufrechte Sitzposition

Ausführung:
Hinterkopf mit beiden Händen umfassen, Kopf leicht nach vorn ziehen

Dauer:
5–10 Sekunden die Zugspannung halten, zwei bis drei Wiederholungen

Schulter- und Nackenmuskulatur

Wenn der Nacken verspannt ist, kann das – neben Kopfschmerzen – auch Schmerzen im Schulter- und Nackenbereich hervorrufen, die manchmal bis in die Arme ausstrahlen. Neben den direkt an der Halswirbelsäule ansetzenden kleinen Muskeln sind hierfür die Muskeln verantwortlich, die über die Arme den Schultergürtel bewegen, in erster Linie der Trapezmuskel.

Nackenverspannung – das kann man tun!

Die folgenden Übungen können helfen, Schulter-Nacken-Probleme und -Schmerzen zu lindern oder zu vermeiden. Um den erhöhten Muskeltonus (Verspannung) zu regulieren, ist es dabei wichtig, zwischen Entspannung und Mobilisierung abzuwechseln. Für ein günstiges Muskel-Nerv-Zusammenspiel darf die Kräftigung der Muskeln nicht vergessen werden – zum Beispiel mit Kleingeräten als „Seithebe-Übung" mit unterschiedlichen Vorneigungswinkeln. Je nach Position des Oberkörpers werden dabei unterschiedliche Anteile der Schulter (Deltamuskel) und des Nackens (Trapezmuskel) beansprucht.

Einige der von uns vorgeschlagenen Übungen werden mit einem **Thera-Band** durchgeführt, einem elastischen Band, das oft zum Krafttraining eingesetzt wird (siehe S. 16). Die unterschiedlichen Farben symbolisieren unterschiedliche Stärken. Anfänger sollten die Übungen mit einem Thera-Band mit leichtem, Fortgeschrittene mit mittlerem oder starkem Widerstand ausführen. Achten Sie bei den Übungen auf einen stabilen Rücken und ziehen Sie nicht ruckartig an den elastischen Bändern! Alternativ können Sie bei manchen Übungen zum Beispiel gefüllte **Plastikwasserflaschen** benutzen.

Kräftigung

Level   **Seitheben vorgeneigt**

1

Grundposition:
Stand im Ausfallschritt, Fußsohlen fest auf dem Boden, Oberkörper leicht nach vorn geneigt. Hinteres Bein gestreckt, vorderes,
gebeugtes Bein mittig auf dem Thera-Band. Arme nach unten
gestreckt, Enden des Thera-Bandes möglichst doppelt und breit-
flächig um beide Hände gewickelt

Ausführung:
Arme seitlich ausgestreckt nach oben heben, sodass sie eine
gerade Linie mit den Schultern bilden. Kurz halten. Langsam
wieder absenken

Dauer:
Zehn bis zwölf Wiederholungen

> Alternativ zum Thera-Band können Sie bei dieser und den
> nächsten beiden Übungen gefüllte **Plastikwasserflaschen** in
> die Hände nehmen.

Kräftigung

Bei der schwereren Variante der eben gezeigten Übung – jetzt im aufrechten Stand – ist die Belastung des Deltamuskels (Schulter) größer:

Seitheben aufrecht stehend

Level

2

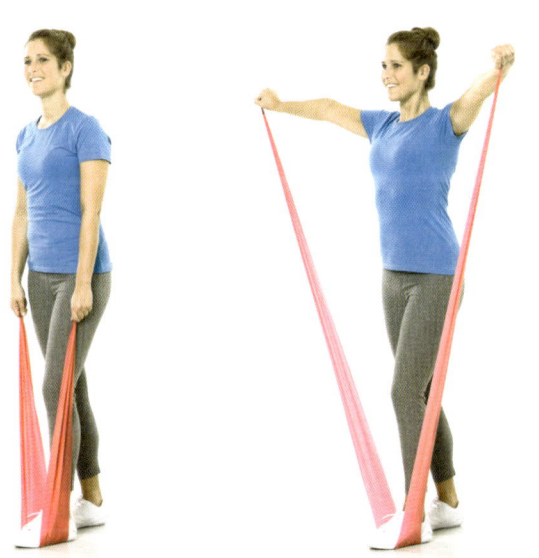

Grundposition:
Kleine Schrittstellung, beide Fußsohlen auf dem Boden, Oberkörper aufrecht. Hinteres Bein gestreckt, vorderes Bein leicht gebeugt, Fuß mittig auf dem Thera-Band. Arme nach unten hängend, Enden des Thera-Bandes fest in den Händen halten

Ausführung:
Arme seitlich ausgestreckt nach oben ziehen, sodass sie eine gerade Linie mit den Schultern bilden. Kurz halten. Langsam wieder absenken

Dauer:
Zehn bis zwölf Wiederholungen

Kräftigung

Alternativ zu den beidarmigen Zugübungen geht auch – etwas schwerer – eine einseitige Ausführung:

Level

Seitheben aufrecht-einarmig

3

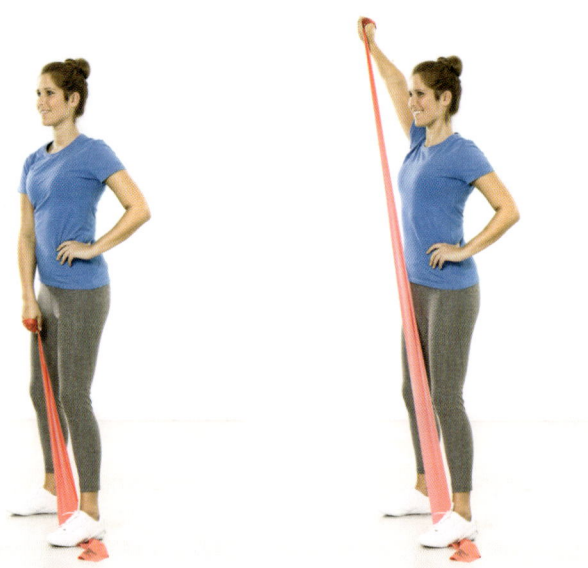

Grundposition:
Stabiler Stand, Beine hüftbreit geöffnet, linker Fuß auf dem einen Ende des Thera-Bandes. Mit der rechten Hand anderes Ende des Bandes umfassen, linke Hand zur Stabilisierung der aufrechten Haltung in die Hüfte legen

Ausführung:
Den Arm mit dem Band seitlich nah am Körper nach oben ziehen. Kurz halten. Anschließend langsam wieder absenken

Dauer:
Zehn bis zwölf Wiederholungen, dann Seite wechseln

> Immer auf **stabilen Rücken** achten! Bei der einarmigen Variante deshalb bewusst die andere Hand in die Hüfte legen, um das Becken zu fixieren. Man spürt dann die Rückenstellung besser.

Dehnung

Die Muskeln, die sich von der Schulter zur Wirbelsäule ziehen, sind kaum isoliert zu dehnen. Stretching-Übungen sind also schwierig, weil man nicht jeden einzelnen Muskel gesondert unter die gewünschte Zugspannung bringen kann.

Bei der folgenden Übung dient ein Arm als Hebel für den anderen:

Armhebelzug am Schulterblatt

Level

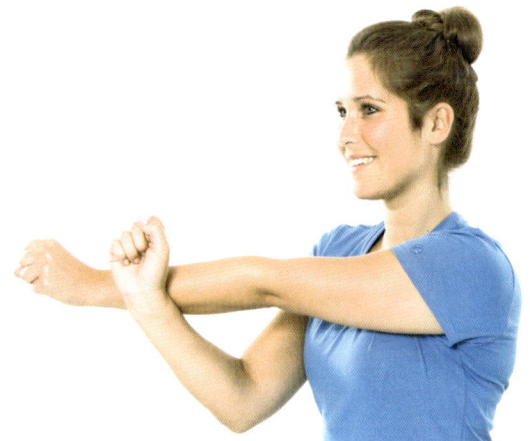

Grundposition:
Stabiler Stand oder aufrechte Sitzhaltung, Hände zur Faust geschlossen

Ausführung:
Linken Arm nach vorn strecken, rechten Arm darunter hindurchführen, rechte Hand gegen den linken Unterarm drücken und den ausgestreckten Arm vorsichtig Richtung Körper heranziehen

Dauer:
5–10 Sekunden die Zugspannung halten, dann Seite wechseln, zwei bis drei Wiederholungen pro Seite

Ausgestreckter Arm muss stabil gestreckt bleiben, damit der Zug auf die das Schulterblatt fixierenden Muskeln (Rautenmuskel, Trapezmuskel) wirken kann.

Brust und oberer Rücken

Bei der menschlichen Anatomie darf nichts vollkommen isoliert betrachtet werden – es hängt alles miteinander zusammen. Eine „schlechte Haltung" kann Ausdruck von abgeschwächten Muskeln auf der einen Seite und verkürzten Muskeln auf der anderen Seite sein. Wenn die Balance zwischen den an einem Gelenk wirkenden Muskeln und ihren Gegenspielern (Antagonisten) gestört ist, spricht man von „muskulärer Dysbalance". Häufige Ursachen sind Inaktivität oder auch erzwungene Fehlhaltungen, die das Arbeitsleben mit sich bringt.

Haltungsschwäche und Haltungskorrektur im oberen Rücken

Im Bereich des Oberkörpers werden solche Verkürzungen und Abschwächungen zum Beispiel in einer Haltung sichtbar, bei der die Schultern nach vorn tendieren und der obere Rücken gebeugt wirkt: der sogenannte Rundrücken (englisch *Upper Crossed Syndrome*). Die gestörte muskuläre Balance im Oberkörper hat auch Konsequenzen für die Haltung des Kopfes und die Spannung im Nacken. Die Ursache liegt einerseits auf der Oberkörpervorderseite, wo die Brustmuskulatur zur Verkürzung neigt und so das Schulterblatt nach vorn zieht, andererseits auf der Oberkörperrückseite, wo die Muskulatur zur Schulterblattfixierung (zum Beispiel Rautenmuskel und Trapezmuskel) häufig abgeschwächt ist. Eine gute Übung für die gleichzeitige Stärkung der Brustmuskulatur und der Muskeln zur Schulterblattfixierung sind alle Varianten des Liegestützes, wo das Schulterblatt – die Verbindung von Arm und Rumpf – stabil fixiert werden muss. Für die Kräftigung der Muskeln des oberen Rückens werden außerdem Übungen vorgestellt, die man als Variationen des Ruderns bezeichnen kann.

Verkürzte Muskeln brauchen vor allem Dehnung. Sie müssen zwar auch durch Kräftigung aktiviert werden, da ja das Zusammenspiel von Dehnung und Kräftigung den Grundtonus (die Spannung) eines Muskels normalisiert. Beim *Upper Crossed Syndrome* liegt der Schwerpunkt für die Brustmuskulatur aber auf der Dehnung, für die Schulterblattfixierung wiederum auf der Kräftigung. Für ein optimiertes Haltungstraining heißt es also: Viel **Dehnung für die Brustmuskeln** mit weniger Kräftigung – viel **Kräftigung für die Rückenmuskeln** mit weniger Dehnung

Brustmuskulatur

Ein Training der Brustmuskulatur ohne Geräte kommt nicht ohne den Klassiker aus: Liegestütz! Dabei wird insbesondere der große Brustmuskel beansprucht. Das Strecken der Arme im Ellenbogen leistet der dreiköpfige Armstrecker (Trizeps, Übungen ab S. 55). Und für die Bewegung unerlässlich ist das Mitwirken der Schulter (vorderer Deltamuskel). Was man oft nicht bedenkt, ist das Mitwirken von Muskeln am Rücken, die das Schulterblatt fixieren. Das ist ein wichtiger Punkt. Hier unterscheiden sich Liegestütz-Übungen von Bankdrück-Übungen. Schweregrade beim Liegestütz ergeben sich aus der Positionierung und der damit einhergehenden Hebellänge. Aber auch ihre Ausführung kann zur Erschwernis beitragen. Wenn die Hände enger zusammen sind, wirkt die Übung eher auf die Arme; weiter auseinander ist mehr die Brustmuskulatur gefordert.

Wichtig beim **Liegestütz**: Der Bauch soll nie „durchhängen", das heißt: Aktive Rumpfstabilisierung bei allen Liegestütz-Varianten! Der Rücken ist gerade gestreckt. Die Arbeit für den geraden Rücken kommt dabei aus den Bauchmuskeln. Wenn man versucht, die maximale Wiederholungszahl von Liegestützen zu machen, bricht man die saubere Bewegung meistens ab, weil man den Körper nicht mehr gerade halten kann (Bauchmuskelermüdung) und nicht weil die Arme schwach werden.

Kräftigung

Als ganz leichte Einstiegsvariante eignet sich der Stütz im Stand:

Level   **Stütz gegen die Wand**

1

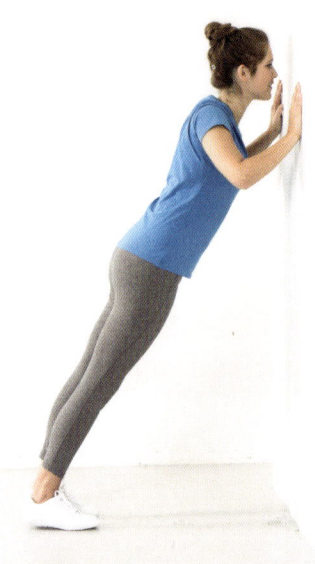

Grundposition:
Stabiler Stand, Füße parallel
nebeneinander, etwa 1 Meter
von einer Wand entfernt.
Handflächen gegen die Wand
legen (etwas weiter als schulterbreit voneinander entfernt,
etwa Schulterhöhe)

Ausführung:
Langsam in Richtung Wand
kippen, Arme geben kontrolliert nach. So nah an die Wand
wie möglich. Kurz halten,
dann zurück in die Startposition

Dauer:
Zehn bis 15 Wiederholungen

Je **weiter Sie von der Wand entfernt** stehen, desto schwerer wird
die Übung.

Kräftigung

Etwas schwerer sind Knieliegestütz, also nicht stehend gegen die Wand, aber auch nicht mit vollem Körpergewicht am Boden. Knieliegestütz oder auch umgangssprachlich „Frauen-Liegestütz" eignen sich gut für alle, denen der Kraftaufwand beim gängigen Liegestütz zu hoch ist. Hier wird das Gewicht des Körpers, das durch die Armstreckung vom Boden wegbewegt wird, verringert. Der gestreckte Körper lagert nicht auf den Fußspitzen, sondern auf den Knien:

Knieliegestütz

Level

2

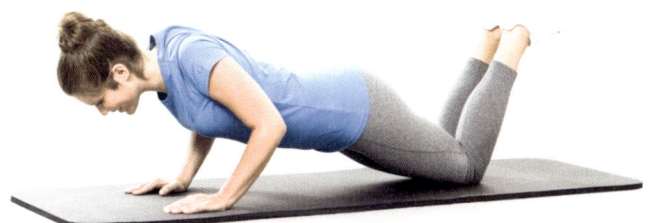

Grundposition:
Hände schulterbreit auf dem Boden, Beine nebeneinander auf den Knien und Füße nach oben

Ausführung:
Oberkörper bis kurz vor dem Boden nach unten senken, dann wieder nach oben drücken. Ellenbogen nicht ganz durchstrecken und Rücken gerade lassen

Dauer:
Zehn bis 15 Wiederholungen

Kräftigung

Level | Liegestütz

3

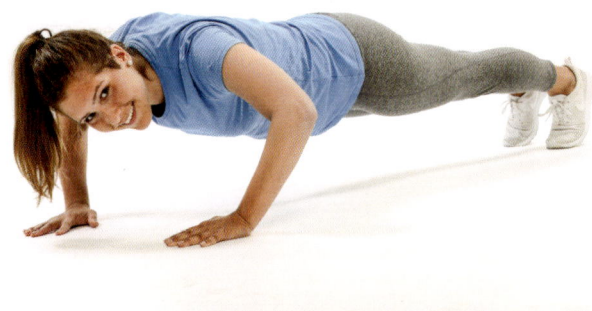

Start:
Hände schulterbreit auf dem Boden, Beine nebeneinander nach hinten ausgestreckt und auf die Fußspitzen gestellt

Ausführung:
Oberkörper langsam absenken, bis kurz vor dem Boden, dann wieder zurück in die Startposition drücken, bis die Arme fast durchgestreckt sind

Dauer:
Zehn bis zwölf Wiederholungen

Dehnung

Um den Brustmuskel zu dehnen, können Sie diese sehr einfache
Übung nutzen, die sich auch für die Arbeit oder unterwegs eignet:

Brustmuskeldehnung in der Tür

Level

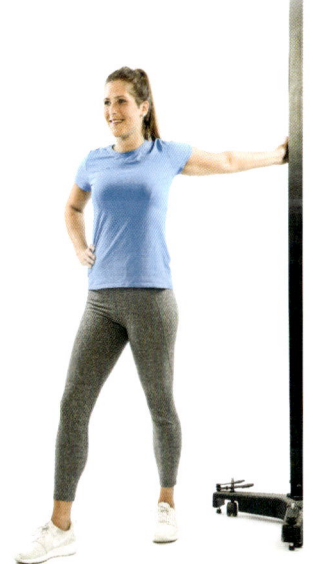

Grundposition:
Schrittstellung an einem
Türrahmen

Ausführung:
Mit der linken Hand an den
Rahmen fassen, sodass der
Arm nicht ganz gestreckt ist.
Oberkörper leicht nach vorn
neigen und vom Türrahmen
weg nach rechts drehen,
sodass eine Zugspannung im
Brustmuskel erzeugt wird.
Fassen Sie mit der Hand
höher am Rahmen, um Mus-
kelfasern des Brustmuskels zu
erreichen, die schräg verlaufen. Fassen Sie tiefer am Rahmen, um Muskelfasern des
Brustmuskels zu erreichen,
die eher quer vom Brustkorb
zum Arm verlaufen.

Durch unterschiedliche
Griffhöhe können verschiedene Anteile des Brust-
muskels gedehnt werden.
Achten Sie aber darauf,
dass Sie die **Hand nicht zu
tief nehmen**, denn dann
wird der Brustmuskel gar
nicht mehr erreicht und die
Übung wird ineffektiv.

Dauer:
10–15 Sekunden halten,
zwei bis drei Wiederholungen,
dann Seite wechseln

Oberer Rücken

Aus gesundheitlicher und funktioneller Sicht ist das Training des oberen Rückens noch wichtiger als das Training der Brustmuskulatur. Für eine gute Haltung und gegen Schulter-Nacken-Probleme kommt den Muskeln, die am oberen Rücken ansetzen, eine große Bedeutung zu. Das sind nicht nur Rückenmuskeln im engeren Sinne, sondern auch Muskeln, die die Arme bewegen, aber am Rücken ansetzen – zum Beispiel der große Rückenmuskel (*Latissimus dorsi*). Aber auch die schon erwähnten Muskeln, die das Schulterblatt fixieren (siehe S. 32), gehören zu den gut trainierbaren Muskeln des oberen Rückens. Ganz wichtig hierbei: der universelle Trapezmuskel im Nacken, der in alle Richtungen Schulter-Arm-Bewegungen unterstützt.

Kräftigung

Vor allem Übungen, die im Fitness-Bereich als „Rudern" bezeichnet werden, sind auch ohne Maschinen gut durchführbar und erlauben eine Belastungsgestaltung, die für „Normalmenschen" machbar ist und nicht frustriert.

Bei diesen Übungen sollten Sie sehr genau auf eine **stabile Position des Rückens** achten. Führen Sie die Bewegungen sorgfältig und ruhig – ohne Schwung – aus! Lieber weniger Wiederholungen als zwei bis drei geschummelte und unsaubere Durchgänge am Ende. Sonst kommt es schnell zu einer Fehlhaltung, und dann hat man das „Malheur" im Rücken.

Kräftigung

Rudern vorgebeugt

Level

1

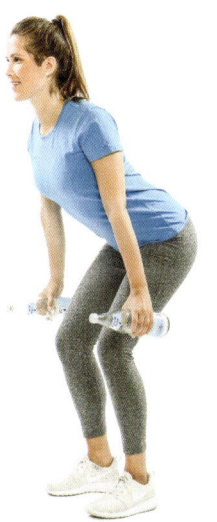 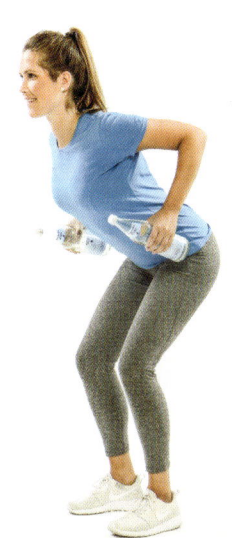

Grundposition:
Stabiler Stand, Füße hüftbreit auseinander, Knie gebeugt, Oberkörper leicht nach vorn geneigt, in jeder Hand eine ausreichend schwere Wasserflasche oder ein Thera-Band, das unter den Füßen fixiert wird

Ausführung:
Gewichte Richtung Bauch nach oben ziehen, Arme wieder absenken, bis sie ganz gestreckt sind

Dauer:
Zehn bis 15 Wiederholungen

Kräftigung

Die folgende Übung ist sehr wertvoll für den oberen Rücken, die Schultern und die Arme – aber auch für den unteren Rücken, die Hüfte und die Beine, weil diese Haltearbeit leisten und ein stabiles Gerüst für die Zugübung bereitstellen müssen:

Level   **Wasserkiste-Rudern**

3

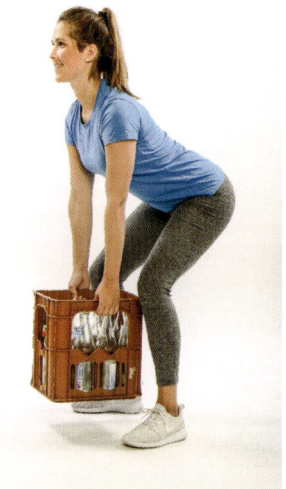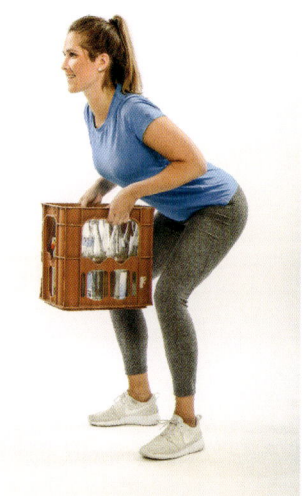

Grundposition:
Stabiler Stand (leichte Grätsche), Knie gebeugt, Oberkörper leicht nach vorn geneigt. Mit beiden Händen eine Kiste mit Wasserflaschen greifen – und ganz wichtig: Rücken stabil einrichten

Ausführung:
Kasten Richtung Bauchnabel nach oben ziehen, Arme wieder absenken, bis sie wieder ganz gestreckt sind

Dauer:
Zehn bis 15 Wiederholungen

Unbedingt auf **korrekte Haltung und Ausführung** achten!

Kräftigung

Die folgende Übung lässt sich auch problemlos im Büro durchführen – einen Türgriff gibt es immer, und an ein Tuch oder einen Schal kann man denken:

Ruderzug schräg-hängend

Level

2

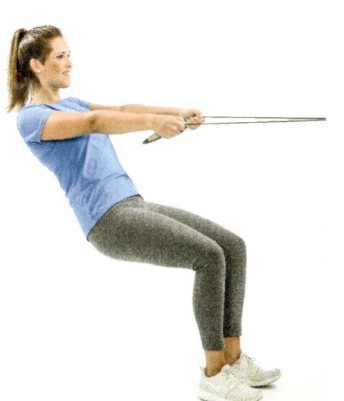 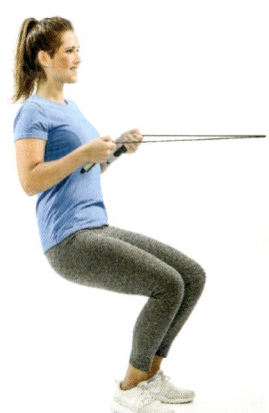

Grundposition:
Ein Seil oder ein ausreichend großes Tuch an einem Türgriff befestigen und beide Enden im Untergriff festhalten (Handflächen zeigen nach oben; so kann man beim Anziehen der Arme den Bizeps betont in die Beugung bringen). Stabilen Stand oder Hockposition einnehmen

Ausführung:
Im Stehen oder in der Hocke zurücklehnen und dann den Körper Richtung Tür ziehen, sodass die Arme gebeugt sind

Dauer:
Zehn bis 20 Wiederholungen

Eine positive Nebenwirkung dieser Übung durch die statische Haltung ist, dass das **Schulterblatt fixiert** wird und der untere Rücken (Hüfte und Po) gestreckt wird.

Dehnung

Für die Dehnung der Muskeln des oberen Rückens gibt es nicht viele sinnvolle Varianten. Daher wird die schon auf Seite 31 gezeigte Übung des „Armhebelzugs" hier nochmals aufgenommen.

Level

Armhebelzug am Schulterblatt

1

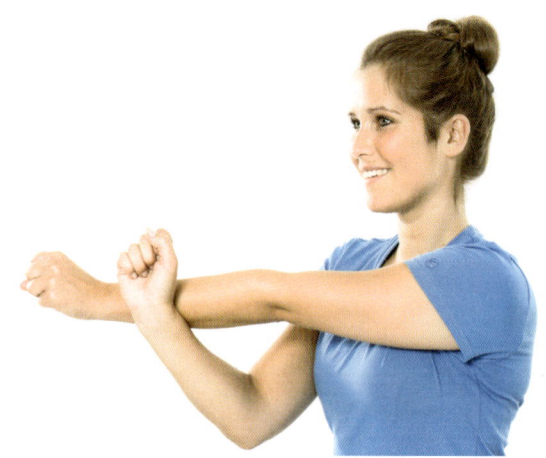

Grundposition:
Stabiler Stand oder aufrechte Sitzhaltung, Hände zur Faust geschlossen

Ausführung:
Linken Arm nach vorn strecken, rechten Arm darunter hindurchführen, rechte Hand gegen den linken Unterarm drücken und den ausgestreckten Arm vorsichtig Richtung Körper heranziehen

Dauer:
5–10 Sekunden die Zugspannung halten, dann Seite wechseln, zwei bis drei Wiederholungen pro Seite

Ausgestreckter Arm muss stabil gestreckt bleiben, damit der Zug an den schulterblattfixierenden Muskeln (Rautenmuskel, Trapezmuskel) wirken kann.

Dehnung

Nicht ganz vergleichbar, aber ergänzend wichtig ist die Übung „Übergriff-Seitneigen":

Übergriff-Seitneigen

Level

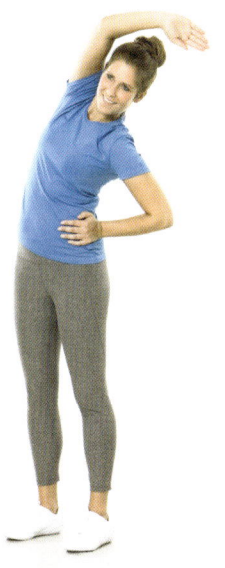

1

Grundposition:
Stabiler Stand, Füße hüftbreit auseinander

Ausführung:
Die linke Hand in die Hüfte stemmen. Den rechten Arm so weit wie möglich über den Kopf nach links strecken, bis eine Dehnung auf der rechten Seite des Oberkörpers zu spüren ist. Den Kopf dabei leicht nach links neigen

Dauer:
5–10 Sekunden die Zug-spannung halten, dann Seite wechseln, zwei bis drei Wiederholungen pro Seite

Nicht die Bewegungsebene verlassen – mit dem gesamten Körper immer parallel zur Fußstellung bleiben, **nicht rotieren oder anders ausweichen.** Bei der Bewegungskontrolle hilft die in die Hüfte gestützte Hand. Sie können allerdings mit dieser Hand auch den Arm hinter den Kopf ziehen, dann dehnen Sie zusätzlich den Trizeps sowie die tiefen Schulterstabilisatoren.

Arme – Bizeps, Trizeps und noch mehr

Fitness und Selbstbewusstsein

Selbstbewusstsein ist ein integraler Teil der Persönlichkeit, und für viele Menschen spielt die eigene körperliche Attraktivität dabei eine große Rolle. Sie zu steigern ist neben der medizinischen Sinnhaftigkeit eine starke Motivation, sich um mehr Fitness im Alltag zu bemühen. Ein trainierter Körper ist eben nicht nur wichtig für das Wohlbefinden, sondern auch für ein gesundes Selbstbewusstsein.

Training für straffe Arme

„Winke-Ärmchen", die wackeln und schwabbeln, wenn man zum Beispiel den Kellner für eine Bestellung an den Tisch bitten möchte, sind weder für Männer noch für Frauen positive Signale einer körperlichen Fitness und können sich negativ auf das Selbstwertgefühl auswirken. Auch wenn mit nichtaustrainierten Armen vielleicht keine gesundheitlichen Risiken verbunden sind, haben wir daher besondere Übungen für die Arme für Sie zusammengestellt.
Die Arme können trainiert werden, indem der Ellenbogen gebeugt (Bizeps) oder gestreckt wird (Trizeps). Insbesondere bei der Armstreckung gibt es nicht nur eingelenkige Bewegungen aus dem Ellenbogen, sondern auch komplexere Übungen, bei denen die Schulter mit eingebunden ist. Die nachfolgenden Übungen sind daher getrennt dargestellt für:

• die isolierte Armbeugung (Bizeps)
• die isolierte Armstreckung (Trizeps)
• die komplexe Armstreckung in mehrgelenkigen
  Bewegungen (Armstreckung aus der Schulter)

Außerdem wird hier noch eine gesundheitlich bedeutsame Bewegung integriert:

• die Schulter-Außenrotation

Die Außenrotatoren – Unter- und Obergrätenmuskeln am Schulterblatt – sind fast bei jedem Menschen relativ unterentwickelt. Und das kann problematisch sein, weil sie funktionelle Gegenspieler der starken Brustmuskeln und des starken großen Rückenmuskels (*Latissimus dorsi*) sind, die ihrerseits als Innenrotatoren die muskuläre Balance im Schultergelenk mit bestimmen.

Bizeps

Kräftigung

Die folgenden Übungen sind Varianten des „Bizeps-Curl" (Oberarmbeugung im Ellenbogen). Sie trainieren die beugenden Muskeln am Oberarm und oberen Rücken. Dabei hat die Griffart Einfluss darauf, welche der armbeugenden Muskeln betont in der Übung angesprochen werden:

- Beim Untergriff (Handfläche zeigt nach oben) ist es der Bizeps.
- Beim Hammergriff (Neutralstellung) ist es der einköpfige Armbeuger (*Musculus brachialis*), der sich unter dem Bizeps versteckt.

Für eine saubere Bewegungsausführung muss die Hüfte stabil sein – sicherer Stand. Damit der Bizeps gut angesprochen wird, sollen die **Ellenbogen seitlich eng am Körper** positioniert werden und während der Bewegung auch da bleiben. Unsauber wird die Bewegung dann, wenn der Ellenbogen beim Beugen der Arme mit nach vorn geht. Auf jeden Fall vermeiden soll man, dass der Oberkörper mitschwingt, um die Hanteln hochzuwuchten!

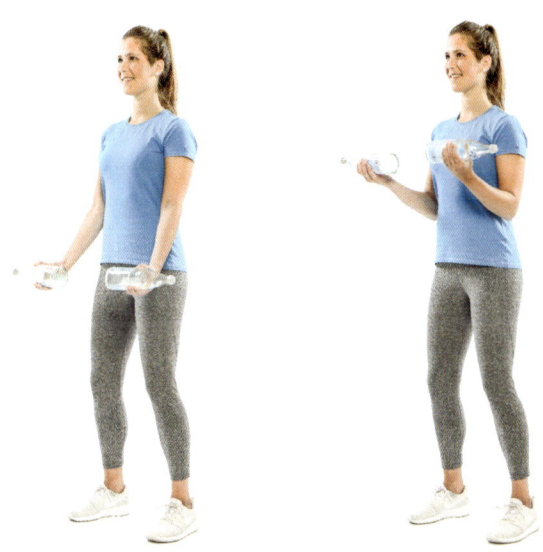

Kräftigung

Bizeps-Curl mit kleiner Last im Untergriff

Level

1

Grundposition:
Stabiler Stand, in jeder Hand ein kleines Gewicht (zum Beispiel Wasserflasche) im Untergriff

Ausführung:
Ellenbogen eng am Körper halten, Gewichte Richtung Brust ziehen beziehungsweise heben, anschließend zurück in die Startposition. Sie können mit beiden Armen gleichzeitig oder links und rechts im Wechsel arbeiten.

Dauer:
20 bis 30 Wiederholungen

Achten Sie darauf, dass die Beugebewegung nur im Ellenbogengelenk stattfindet; der **Oberarm sollte sich nicht bewegen!**

Kräftigung

Und hier die gleiche Übung wie eben als schwerere Variante:

Level   **Bizeps-Curl mit Thera-Band**

2

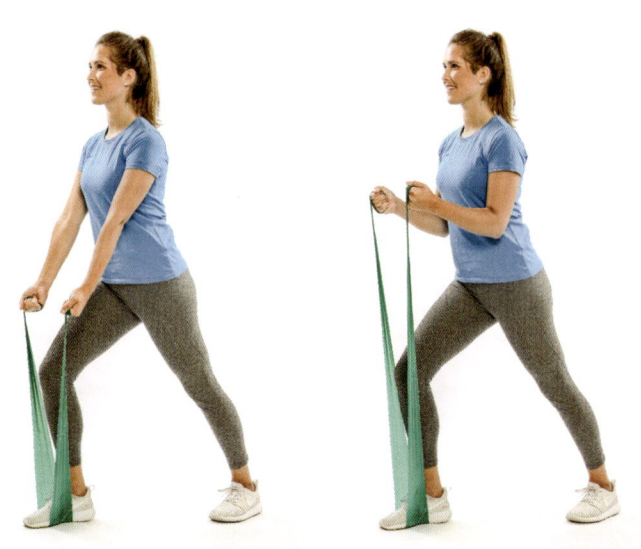

Grundposition:
Leichter Ausfallschritt, vorderer Fuß auf Thera-Band gestellt. Band-Enden mit beiden Händen im Untergriff halten (Handflächen nach oben), Oberkörper leicht vorgebeugt

Ausführung:
Ellenbogen eng am Körper halten, Band-Enden Richtung Brust ziehen beziehungsweise heben, anschließend zurück in die Startposition

Dauer:
20 bis 30 Wiederholungen

Achten Sie darauf, dass die Beugebewegung nur im Ellenbogengelenk stattfindet; der **Oberarm sollte sich nicht bewegen!** Alternativ zum Thera-Band können Sie gefüllte Wasserflaschen als Gewichte benutzen. Dann mit beiden Armen gleichzeitig oder links und rechts im Wechsel arbeiten.

Kräftigung

Bizeps-Curl stehend mit kleiner Last im Hammergriff

Level

1

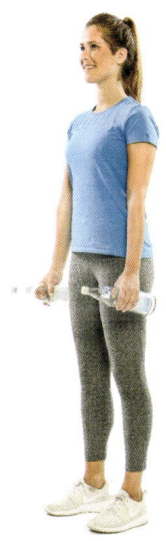 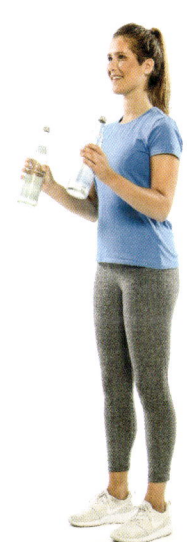

Grundposition:

Stabiler Stand, Wasserflaschen oder Hanteln im „Hammergriff"
halten (Neutralstellung der Hand, Daumen zeigt beim hängenden
Arm nach vorn – als ob man einen Hammer in der Hand hätte)

Ausführung:

Ellenbogen eng am Körper halten, Gewichte gleichzeitig Richtung Brust heben. Anschließend zurück in die Startposition –
beide Arme gleichzeitig oder links und rechts im Wechsel

Dauer:

20 bis 30 Wiederholungen

Achten Sie darauf, dass die Beugebewegung nur im Ellenbogengelenk stattfindet; der **Oberarm sollte sich nicht bewegen!**

Kräftigung

Die Gefahren von Bewegungsfehlern werden in den folgenden Ausführungsvarianten vermieden. Man stützt sich während der Armbeugeübung mit dem Ellenbogen am eigenen Bein ab, und die Muskelarbeit konzentriert sich auf die saubere Beugung. Deshalb heißen diese Varianten auch „Konzentrations-Curl". Hier ist „Schummeln" zur Erleichterung der Übung fast unmöglich.

Level

Konzentrations-Curl statisch-haltend einarmig

2

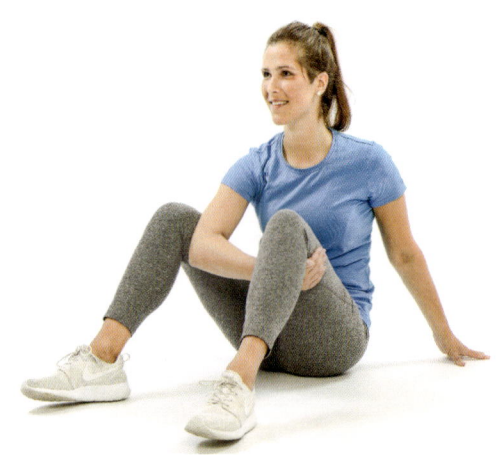

Grundposition:
Sitzposition auf dem Boden mit angewinkelten Beinen

Ausführung:
Rechten Ellenbogen innen am seitengleichen Knie abstützen, mit der rechten Hand den linken Oberschenkel in der Kniekehle fassen, rechten Bizeps maximal anspannen, linker Oberschenkel hält dagegen.

Dauer:
10–30 Sekunden halten, dann Seite wechseln, zwei bis drei Wiederholungen pro Seite

Kräftigung

Konzentrations-Curl mit kleiner Last

Level

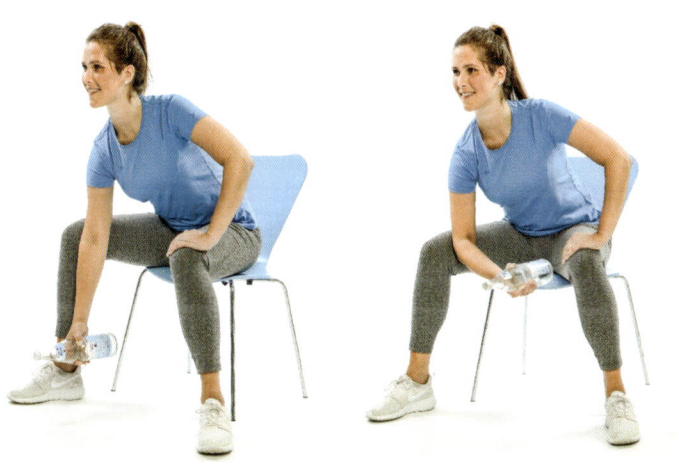

Grundposition:

Sitzposition, in der rechten Hand eine Wasserflasche oder
Hantel im Untergriff

Ausführung:

Linke Hand auf linkem Oberschenkel abstützen, Oberkörper ist
nun automatisch leicht nach vorn gebeugt. Rechte Hand mit
dem Gewicht zwischen den Knien nach unten hängen lassen,
dann Richtung Oberkörper heben, dabei Ellenbogen an der
Innenseite des rechten Oberschenkels abstützen

Dauer:

20 bis 30 Wiederholungen, dann Seite wechseln

Kräftigung

Da die folgende Übung ohne Zusatzgeräte auskommt und im Sitzen durchgeführt wird, kann man sie auch gut im Büro machen. Eine positive Nebenwirkung ist das Mittrainieren der Rückenmuskeln – Sie aktivieren die obere und die untere Rückenmuskulatur.

Level

Bizeps statisch-haltend beidarmig

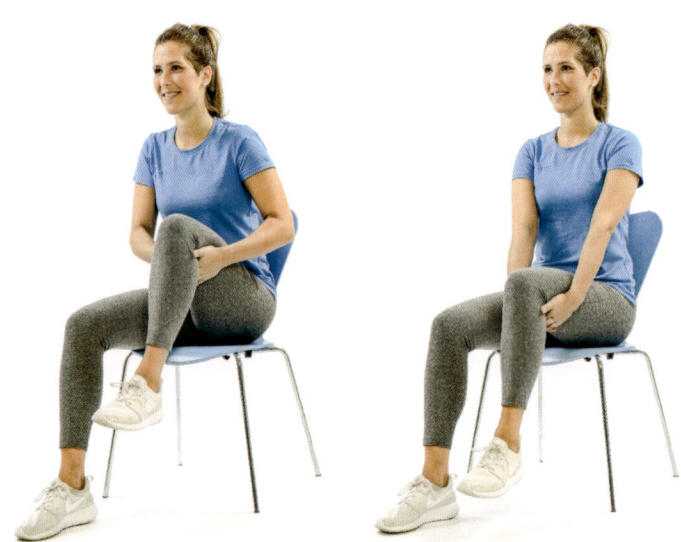

Grundposition:
Sitzposition auf einem Stuhl

Ausführung:
Das linke Knie mit beiden Händen am Oberschenkel knapp unter der Kniekehle umfassen, Arme dabei leicht gebeugt lassen. Drücken Sie das Knie nach unten, während die leicht gebeugten Oberarme versuchen, das zu verhindern.

Dauer:
10–20 Sekunden halten, dann Seite wechseln, zwei bis drei Wiederholungen pro Seite

Dehnung

Die Dehnung des Bizeps ist nicht so einfach möglich – das Ellen-bogengelenk kann ja nur in einer Richtung gebeugt werden. Um den Bizeps zu dehnen, müsste das Gelenk in die andere Richtung bewegt werden können. Man kann also nur gegen die Ruhespan-nung des Bizeps einen Zug ausüben.

Die folgende Übung ist auch hervorragend geeignet für die Deh-nung der Unterarmmuskulatur:

Bizeps-Stretch kniend   Level

1

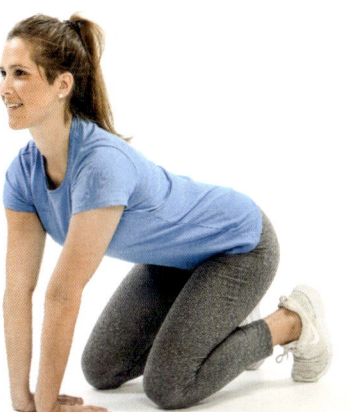

Grundposition:
Kniende Position, Handflächen auf den Boden gedrückt, Finger-spitzen in Richtung Körper zeigend

Ausführung:
Körperschwerpunkt nach hinten verlagern, sodass ein Zug in den Armbeugern entsteht

Dauer:
10 Sekunden halten, zwei bis drei Wiederholungen

Dehnung

Level   **Bizeps-Stretch einarmig**

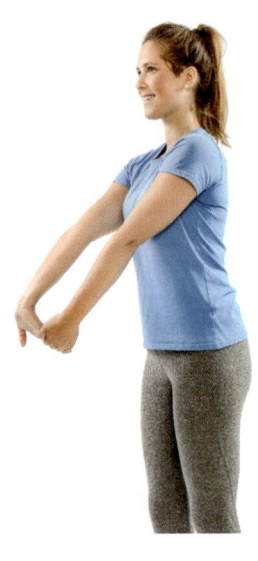

Grundposition:
Stabiler Stand oder aufrechte
Sitzposition

Ausführung:
Arme nach vorn strecken.
Rechten Arm so drehen, dass
die Handfläche nach oben
zeigt, Fingerspitzen zum
Boden. Nun mit der linken
Hand die Finger des rechten
Arms zum Körper ziehen

Dauer:
10 Sekunden halten,
zwei bis drei Wiederholungen,
dann Seite wechseln

Trizeps

Kräftigung

Bei den sehr effektiven „Kickback"-Übungen wird mit kleinen Gewichten der Trizeps trainiert, indem der Arm im Ellenbogengelenk gestreckt wird. Hebt man in einem zweiten Teil der Bewegung den gestreckten Arm noch an, wird neben dem Trizeps auch die Schulter trainiert, so wie in der folgenden Übung:

Kickback einseitig mit Abstützen

Level

1

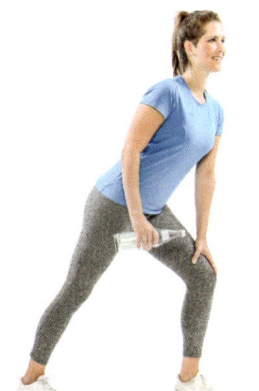 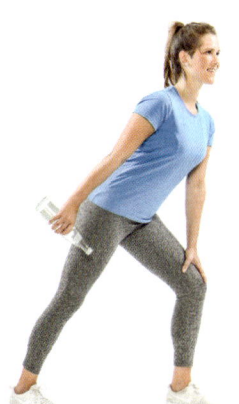

Grundposition:
Schrittstellung, Oberkörper leicht nach vorn geneigt, mit der linken Hand auf dem nach vorn ausgestellten Bein aufstützen, in der rechten Hand ein kleines Gewicht im Hammergriff halten (zum Beispiel Wasserflasche), dabei Ellenbogen nah am Körper

Ausführung:
Rechten Arm im Ellenbogen strecken, dann gestreckt so weit wie möglich anheben, oben kurz aushalten und wieder absenken

Dauer:
Zehn bis 15 Wiederholungen, dann Seite wechseln

In der Grundposition muss jedes Mal wieder der **Ellenbogen eng am Körper** gehalten werden!

Kräftigung

Level

2

Kickback beidarmig ohne Abstützen

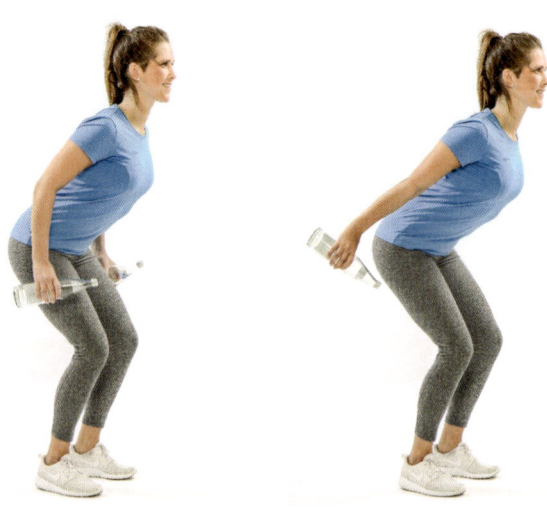

Grundposition:
Stabiler Stand, Oberkörper nach vorn geneigt, in jeder Hand ein kleines Gewicht im Hammergriff (zum Beispiel Wasserflasche)

Ausführung:
Beide Arme fast vollständig nach hinten ausstrecken. Position kurz halten und langsam in die Grundposition zurückkehren

Dauer:
Zehn bis 15 Wiederholungen

Die Vorneigung ist wichtig für die Bewegung mit dem Weit-nach-hinten-Strecken der Arme aus Ellenbogen und Schulter. Sonst kommt beim Trizeps nichts an! Achten Sie auf einen stabilen Stand mit fixierter Hüfte, sodass **kein Schwingen im Oberkörper** entstehen kann. Der Rücken bleibt durchgängig gerade oder sogar leicht überstreckt (leichtes Hohlkreuz). Wenn die Bewegungen nicht mehr vollständig durchgeführt werden können oder Sie ins Schwingen geraten, hören Sie lieber auf und machen eine Pause!

Kräftigung

Rückwärtsstütz   Level

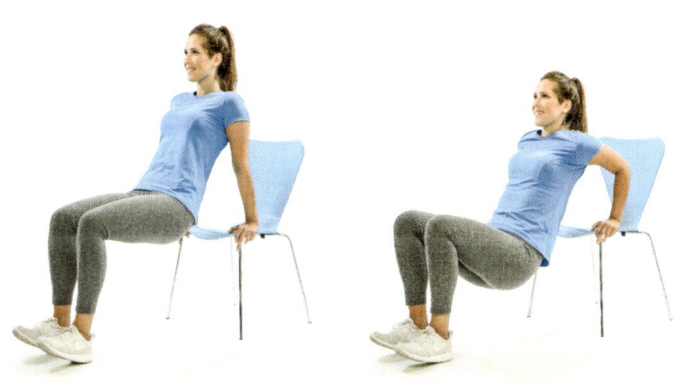

Grundposition:
Zunächst normale Sitzposition, Hände seitlich am Rand der Sitzfläche abstützen. Dann Füße weit vor dem Stuhl auf den Fersen
aufsetzen und den ganzen Körper nach vorn schieben, sodass
das Körpergewicht auf den gestreckten Armen lastet

Ausführung:
Körper vor dem Stuhl sanft absenken, indem die Arme im Ellenbogen einknicken (bis etwa 90°-Winkel). Die Last hängt jetzt an
den Armstreckmuskeln (Trizeps) und wird dort gehalten.

Dauer:
10–30 Sekunden halten, zwei bis drei Wiederholungen

Achten Sie darauf, dass der **Stuhl nach hinten gesichert** ist
und nicht wegrutschen kann! Wenn im Ellenbogengelenk ein
annähernd rechter Winkel gehalten wird, ist die Spannung im
Trizeps am größten. Am Ende der Haltezeit sollten Sie ein
„Brennen" in Ihren Muskeln verspüren.

Kräftigung

Da die beiden folgenden Übungsvarianten ohne Zusatzgeräte aus-
kommen und auch im Sitzen durchgeführt werden können, lassen
sie sich gut im Büro machen:

Level   **Einarmiges Trizepsdrücken statisch**

2

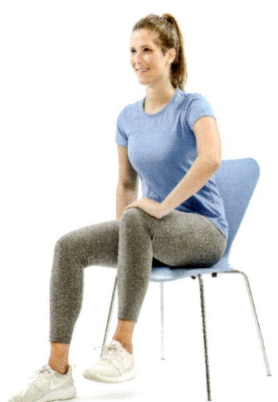

Grundposition:
Sitzposition auf einem Stuhl

Ausführung:
Das linke Knie heben. Mit der
linken Hand (bei schräger Ausführung mit der rechten Hand)
gleichzeitig das Knie wieder
nach unten drücken. Ellenbogen leicht gebeugt lassen

Dauer:
10–20 Sekunden halten,
zwei bis drei Wiederholungen,
dann Seite wechseln

Eine positive Nebenwirkung ist das **Training Ihrer Bauchmuskeln** – Sie aktivieren die gerade und schräge Bauchmuskulatur, je nachdem ob die Hand und das Knie seitengleich
oder gegenüberliegend arbeiten. Der Brustmuskel ist hier
zwar nur mitaktiviert, tut aber auch seinen Teil.

Dehnung

Trizeps-Stretch

Level

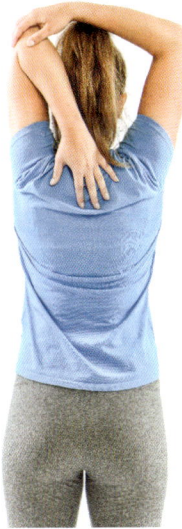

Grundposition:
Stabiler Stand oder aufrechte Sitzposition

Ausführung:
Linken Arm in die Luft stre-cken und den Ellenbogen anwinkeln, sodass die Hand frei nach unten hängt. Mit der rechten Hand an den nach oben zeigenden Ellenbogen greifen und nach hinten zie-hen – bis zum leichten Zug-schmerz

Dauer:
10–20 Sekunden halten, zwei bis drei Wiederholungen, dann Seite wechseln

1

Dabei wie immer **ruhig weiteratmen** und versuchen, den Mus-kel, an dem gezogen wird, ganz entspannt zu lassen

Komplexe Armstreckung

Kräftigung

Oft sind Wasserflaschen und andere Alltagsgegenstände zu leicht. Es kommt kaum ein Trainingseffekt zustande. Die geringe Last erfordert dann sehr viele (20 bis 30) Wiederholungen. Um einen Effekt wie mit einer schwereren Hantel hervorzurufen, sollte eine gefüllte **Wasserflasche mindestens 1,5 Kilogramm** wiegen und die Bewegung betont langsam ausgeführt werden. Tipp: Flasche statt mit Wasser mit Sand füllen!

Level   **Schulterdrücken**

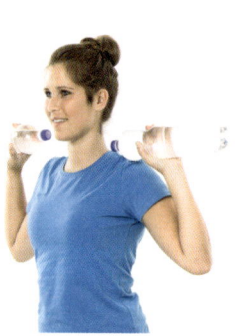
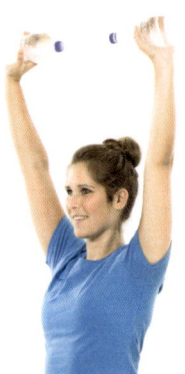

Grundposition:
Stabiler Stand, Beine schulterbreit auseinander (wie Abbildung Seite 61 links), in jeder Hand eine gefüllte Wasserflasche

Ausführung:
Arme nach oben anwinkeln, sodass die Flaschen kurz über den Schultern gehalten werden. Leicht in die Knie gehen und die Flaschen senkrecht nach oben stoßen – dazu aus den Knien leicht Schwung holen und dabei die Arme strecken

Dauer:
15 bis 25 Wiederholungen

Die **Ellenbogen sollten weit nach hinten zeigen**, damit die komplexe Streckung sauber bleibt.

Kräftigung

Deutlich komplexer ist die folgende Ganzkörperübung mit kombiniertem Ausfallschritt und Armstreckung:

Ausstoßen

Level

3

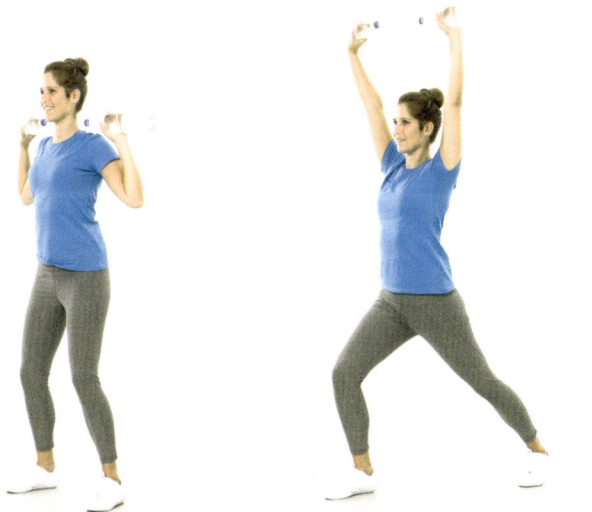

Grundposition:
Stabiler Stand, Beine schulterbreit auseinander, in jeder Hand eine gefüllte Wasserflasche

Ausführung:
Arme mit den Flaschen nach oben stoßen und dabei gleichzeitig in einen Ausfallschritt wechseln (ein Bein mit möglichst hoher Geschwindigkeit nach hinten ausstellen), sodass Sie mit einem gebeugten und einem gestreckten Bein stehen. Dann mit ruhiger Bewegungsgeschwindigkeit in die Grundposition zurückkehren, dabei zeitgleich die Arme absenken

Dauer:
Zwölf bis 24 Wiederholungen, rechts und links immer abwechselnd (also sechs bis zwölf Wiederholungen pro Seite)

Schulter-Außenrotation

Kräftigung

Die Schulter-Außenrotation ist häufig zu schwach, was Dysbalancen in der Schulterstabilisierung zur Folge haben kann. Aus Dysbalancen können sich Überlastungsschäden der Sehnen der am Schulterblatt liegenden Schultermuskeln – vor allem des Obergrätenmuskels – entwickeln. Um die Außenrotation zu trainieren, reichen die kleinen Lasten von Getränkeflaschen oder die Zugwiderstände von Thera-Bändern vollkommen aus.

Level

1

Arm-Außenrotation mit Wasserflaschen

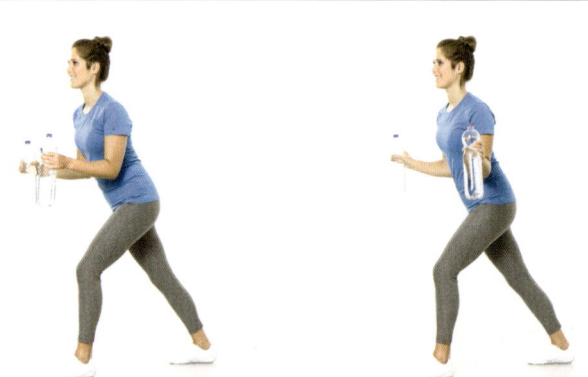

Grundposition:
Deutlicher Ausfallschritt, in jeder Hand eine gefüllte Wasserflasche, Ellenbogen im rechten Winkel gebeugt

Ausführung:
Hände vom Körper wegdrehen, ohne dass sie absinken oder angehoben werden

Dauer:
Zehn bis zwölf Wiederholungen

Ellenbogen eng am Körper lassen! Die Last wird stabil mit unverändertem Ellenbogenwinkel gehalten, dann wird der Oberarm nach außen rotiert. Das heißt, die Hände werden vom Körper weggedreht, ohne abzusinken oder angehoben zu werden.

Kräftigung

Arm-Außenrotation mit Thera-Band

Level

2

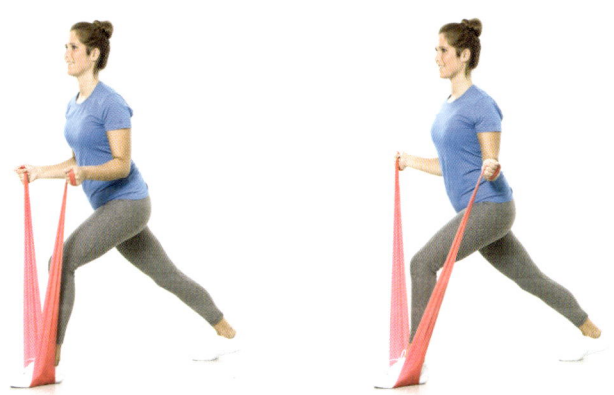

Grundposition:
Starker Ausfallschritt, linker Fuß auf dem Thera-Band, beide
Band-Enden mit den Händen umfasst, Ellenbogen im rechten
Winkel gebeugt

Ausführung:
Hände vom Körper wegdrehen, ohne dass sie absinken oder
angehoben werden

Dauer:
Zehn bis zwölf Wiederholungen

Saubere Bewegungsausführung, das heißt, die **Ellenbogen
müssen am Körper bleiben** – sonst erreicht man die Schulter-
Außenrotatoren (Untergrätenmuskel am Schulterblatt) nicht.

Rumpf – unterer Rücken und Bauch

Stabilisierer und Beweger

Arme und Beine sind durch Sehnen und Muskeln mit dem Rumpf verbunden. Folglich müssen Bewegungen der Arme und Beine vom Rumpf wie von einem Widerlager aufgefangen werden. Wenn Sie einige der vorangegangenen Übungen gemacht haben, dann werden Sie bemerkt haben, dass viele davon auch die Muskeln des Rumpfes belasten. Darüber hinaus befinden sich im Rumpf die inneren Organe, die im Bereich des Brustkorbs durch die Rippen geschützt sind, im Bereich des Bauches und der Flanken allerdings nur durch eine mehr oder weniger stark entwickelte Muskulatur eingefasst werden.

Das Gewicht des Oberkörpers (Brustkorb, Arme, Schulter und Kopf) muss bei Bewegungen immer wieder beschleunigt und abgebremst werden. Diese Kräfte werden von der Wirbelsäule und den begleitenden Muskeln aufgefangen. Die Wirbelsäule, ein knöcherner Stab, der starken Beanspruchungen ausgesetzt ist, bildet das zentrale stabilisierende Achsenorgan des Rumpfes. Sie wird in drei Abschnitte unterteilt, die aus unterschiedlich vielen einzelnen Wirbelkörpern (sieben Hals-, zwölf Brust- und fünf Lendenwirbel) bestehen. Sie werden wiederum durch einen komplexen Band- und Muskelapparat stabilisiert.

Die muskuläre Stabilisierung erfolgt durch verschiedene muskuläre Schichten, deren tiefste zwischen den einzelnen Wirbelkörpern, also den Dorn- und Querfortsätzen der benachbarten Wirbelsegmente, angesiedelt ist. Diese komplexe Ansammlung vieler kleiner Muskeln wird als „autochthone" Rückenmuskulatur bezeichnet. Die Dorn- und Querfortsätze der Wirbelkörper kann man mit den Rahen oder Mastbäumen von Segelschiffen vergleichen, die Verspannung durch die kleinen Rückenmuskeln mit der Takelage.

Gerade diese kleinen Rückenmuskeln sind aufgrund fehlender Belastungsreize im Alltag häufig unterentwickelt. Bei einmaligen starken Belastungen reagieren sie dann in typischer Weise, sie werden fest und ziehen vermehrt an ihren Aufhängepunkten, den mit höchst schmerzempfindlicher Knochenhaut überzogenen Wirbelkörpern. Das verursacht natürlich Beschwerden.

Im Gegensatz zu den tiefen, stabilisierenden Rückenmuskeln kommt den höher gelegenen Muskelschichten eher eine Bedeutung bei der Bewegung des Rückens zu. Ähnlich wie bei der Schulter finden wir also auch im Bereich des Rückens „Stabilisierer" und

„Beweger". Häufig wird dabei unterschätzt, wie wichtig die gute Stabilisierung ist. Nur wenig beachtet wird auch, welche Rolle die ringförmige Rumpfmuskulatur für die Stabilisierung der Wirbelsäule spielt. Hierzu gehören die vorderen und seitlichen Bauchmuskeln sowie die Muskeln, die den unteren seitlichen Rücken bilden. Wenn diese Muskeln sich zusammenziehen, erzeugen sie einen Druck, der sich über die überwiegend aus Wasser bestehenden inneren Organe auf die Wirbelsäule und ihre Muskulatur fortsetzt und sie dadurch indirekt stabilisiert.

Lassen Sie Rückenschmerzen gar nicht erst entstehen!

Eine gut ausgebildete Rumpfmuskulatur sieht also nicht nur gut aus (Stichwort „Sixpack"), sondern hilft auch dabei, Rückenschmerzen erst gar nicht entstehen zu lassen.

Unterer Rücken

Haltungsschwäche und Haltungskorrektur im unteren Rücken

In der menschlichen Anatomie kann nichts vollkommen isoliert betrachtet werden. Alles hängt miteinander zusammen. Das Problem der muskulären Dysbalance haben wir beim Rundrücken (S. 32) bereits erläutert. Das untere Gegenstück des Rundrückens ist das Hohlkreuz (Hyperlordose, siehe auch S. 93) mit einem vorgekippten Becken („Enten-Po"). Die gestörte muskuläre Balance im unteren Rücken hat Konsequenzen für das gesamte Erscheinungsbild eines Menschen. Die Haltung wirkt schlaff. Das ist nicht nur möglicherweise ästhetisch relevant, sondern sollte auch wegen möglicher Rückenbeschwerden korrigiert werden.

Um dieses Haltungsproblem zu lösen, müssen wieder einmal schwache Muskeln gekräftigt und verkürzte Muskeln gedehnt werden. Im Bereich des unteren Rückens neigen vor allem die Bauchmuskeln und der Gesäßmuskel zur Abschwächung. Andererseits neigen vor allem der Rückenstrecker, der innerhalb des Beckens verlaufende Hüftbeuger (begünstigt durch häufiges Sitzen) und die Muskeln am hinteren Oberschenkel zur Verkürzung. Also: Bauchmuskeln und Gesäßmuskeln auftrainieren, Hüftbeuger und Rückenstrecker sowie hinteren Oberschenkel aufdehnen! Denn: Die Bauchmuskeln ziehen das Becken in Richtung Brustkorb. Die Gesäßmuskeln ziehen das Becken hinten runter zum Oberschenkelknochen. Allerdings darf auch hier nie das Gleichgewicht zwischen Dehnung und Kräftigung aus den Augen verloren werden. Obwohl die unteren geraden Rückenmuskeln und die Muskeln am hinteren Oberschenkel eher gedehnt werden müssen, brauchen sie trotzdem Kräftigung.

Aus all dem ergibt sich, dass Sie bei Hohlkreuzproblematik neben den folgenden Übungen für unteren Rücken und Bauch (S. 68–91) auch diejenigen für die Oberschenkelrückseite aus dem nächsten Kapitel machen sollten (S. 95–105). Unsere Übungen für die hintere Oberschenkelmuskulatur trainieren praktischerweise gleichzeitig die Gesäßmuskulatur, denn die hat Kräftigung – zur aktiven Aufrichtung des Beckens – besonders nötig. Auch das Dehnen des hinteren Oberschenkels kann man hervorragend durch Übungen erreichen, die beide Muskelschlingen gleichzeitig ansprechen.

Kräftigung

Rückenkräftigung gilt als zentrales Instrument in der Bewegungstherapie zur Vorbeugung von Rückenbeschwerden. Wichtig ist die Aktivität – das heißt Anspannung im Wechsel mit Entspannung. Die Muskeln bewegen die Gelenke, die dadurch „ernährt" werden.

Level

1

Aufrollen-Strecken aus dem Vierfüßlerstand

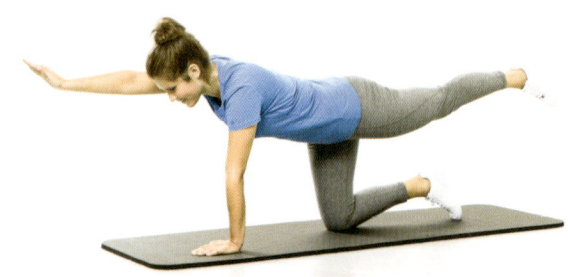

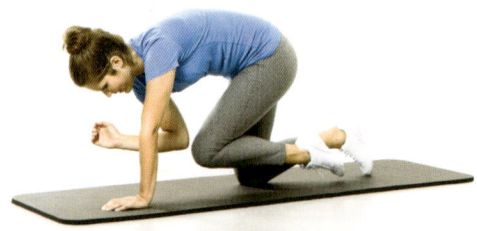

Grundposition:
Vierfüßlerstand: Auf den Boden knien, Hände in Schulterhöhe auf dem Boden abstützen, gerader Rücken und gestreckte Wirbelsäule, Blick auf den Boden gerichtet, sodass der Kopf die Verlängerung der Wirbelsäule darstellt

Ausführung:
Linkes Bein nach hinten und rechten Arm nach vorn strecken. Position kurz halten, dann Knie und Ellenbogen unter dem Körper zusammenführen. Beim nächsten Bewegungszyklus jeweils die andere Hand und den anderen Fuß strecken

Dauer:
Zehn bis 20 Wiederholungen pro Seite, rechts und links immer im Wechsel

Kräftigung

Rückenüberstreckung auf Gymnastik-Sitzball

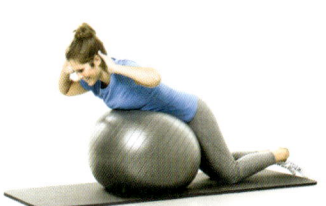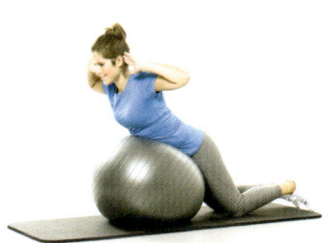

Grundposition:
Kniestand vor einem Gymnastik-Sitzball (ersatzweise gepolster-
ter Stuhl, Hocker oder Sessel), Bauch und Brust auf dem Ball
abgestützt, Hände an die Ohren oder in den Nacken gelegt,
Ellenbogen nach außen zeigend, Kopf in gerader Linie mit dem
Rücken

Ausführung:
Brustbein heben, sodass nur noch der untere Bauch und das
Becken Kontakt zu dem Ball haben, Kopf bleibt dabei in gerader
Linie mit dem Rücken.

Dauer:
Zehn bis zwölf Wiederholungen

Hier kann es **Probleme mit dem Atmen** geben – man stützt
sich ja auf dem Bauch ab. Normalerweise findet man einen
Rhythmus (einatmen beim Anheben, ausatmen beim Absenken), aber wer beim Atmen Probleme hat, sollte diese Übung
nicht machen – insbesondere wenn kein Gymnastik-Sitzball,
sondern ersatzweise ein gepolsterter Hocker oder Ähnliches
genutzt wird.

Kräftigung

Level

Rückenstrecken aus der Bauchlage

2

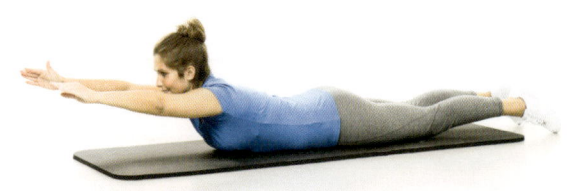

Grundposition:
Bauchlage, Hände locker ausgestreckt vor dem Körper liegend

Ausführung:
Ganzen Körper anspannen und dabei die Hände gestreckt vor dem Körper anheben, Handflächen zeigen zum Boden. In der maximalen Überstreckung die Spannung halten. Dann wieder entspannen und Arme ablegen

Dauer:
10 Sekunden halten, zwei bis drei Wiederholungen

Kräftigung

Kraulschwimmen

Level

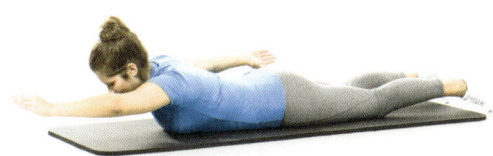

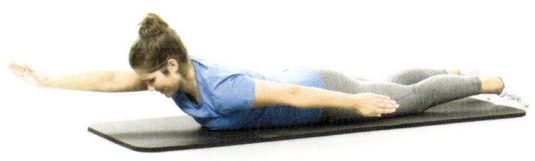

Grundposition:
Bauchlage, Hände neben der Hüfte liegend

Ausführung:
Oberkörper und Arme leicht aufrichten, bis der Boden nicht mehr berührt wird. Nun abwechselnd die Arme vorstrecken

Dauer:
Zehn bis 15 Wiederholungen pro Seite, rechts und links immer im Wechsel

Kräftigung

Level   **Fersensitz – Vorneigen**

2

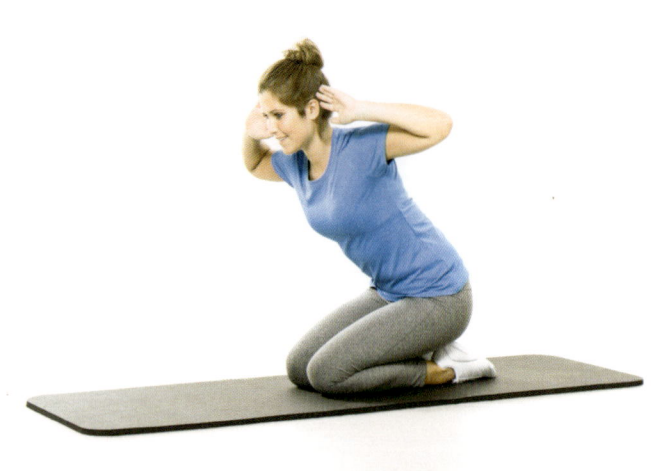

Grundposition:
Fersensitz mit geschlossenen Knien, Hände an den Kopf gelegt, Ellenbogen nach außen zeigend

Ausführung:
Oberkörper leicht vorneigen, Rücken dabei gerade halten, dann zurück in Ausgangsposition

Dauer:
Vorgeneigte Position 10 Sekunden halten, zwei bis drei Wiederholungen

Kräftigung

Fersensitz – Vorneigen mit Rotation

Level

3

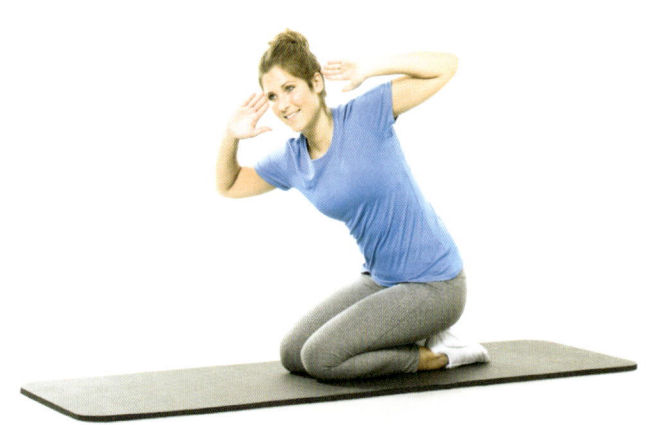

Grundposition:

Fersensitz mit geschlossenen Knien, Hände an den Kopf gelegt, Ellenbogen nach außen zeigend, Oberkörper leicht vorgeneigt, Rücken gerade

Ausführung:

Oberkörper abwechselnd nach links und rechts drehen, Spannung dabei halten

Dauer:

Zehn Wiederholungen pro Seite

Kräftigung

Level

Kämpfender Käfer

2

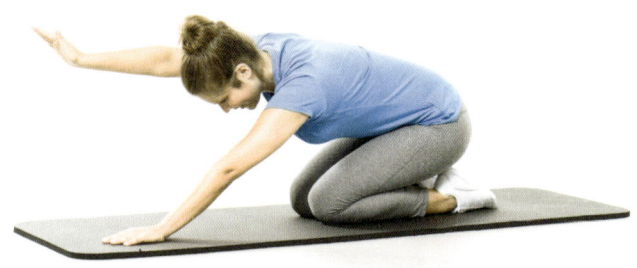

Grundposition:
Fersensitz, Rücken gerade nach vorn geneigt, Arme vorgestreckt, Handflächen auf dem Boden, Kopf und Rücken in einer Linie

Ausführung:
Rechten Arm bis auf Kopfhöhe anheben, während der linke Arm aufgestützt bleibt

Dauer:
10 Sekunden halten, dann Seite wechseln, zwei bis drei Wiederholungen pro Seite

Kräftigung

Seehund

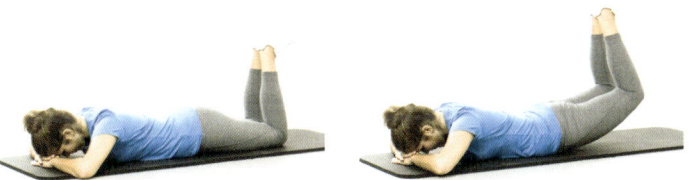

Grundposition:
Bauchlage, Hände unter dem Kopf verschränkt, Stirn auf dem Handrücken abgelegt

Ausführung:
Rücken und Po anspannen, Beine anwinkeln und die Füße nach oben schieben, sodass sich die Knie und Oberschenkel vom Boden lösen

Dauer:
10 Sekunden halten, zwei bis drei Wiederholungen

Nicht mit Schwung, sondern kontrolliert, mit Kraft bewegen!

Kräftigung

Im Alltag, sei es im Büro oder auf dem Weg zur Arbeit, kann man auch kleine Übungen für den Rücken durchführen. Dazu muss man nicht immer „sportliche" Positionen einnehmen:

Level   **Die Hände zum Himmel**

1

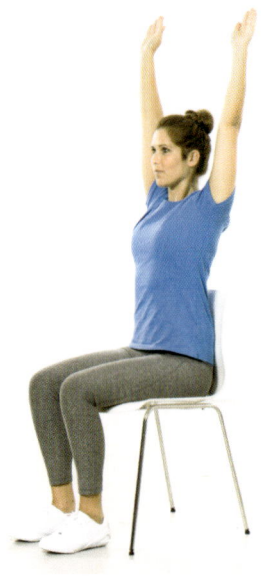

Grundposition:
Aufrechte Sitzposition auf einem Stuhl oder Schneidersitz auf dem Boden (etwas schwieriger)

Ausführung:
Arme maximal weit nach oben strecken (oder als Variante „Apfelpflücken" den linken und rechten Arm abwechselnd strecken)

Dauer:
10 Sekunden halten, zwei bis drei Wiederholungen (beim „Apfelpflücken" 10 Wiederholungen pro Seite, zwei bis drei Durchgänge)

Dehnung

Katzenbuckel im Stehen

Level

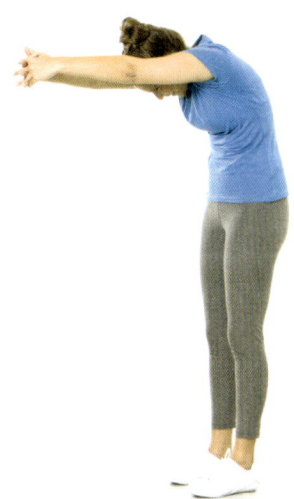

Grundposition:
Stabiler Stand, die Hände vor dem Körper verschränkt

Ausführung:
Die verschränkten Hände so weit es geht nach vorn schieben, Kinn einziehen, Blick zum Fußboden. Dann die Brustwirbelsäule so weit es geht nach hinten wegschieben („Katzenbuckel")

Dauer:
5–10 Sekunden halten, dann die Spannung auflösen und normal aufrichten, zwei bis drei Wiederholungen

1

Dehnung

Level

2

Katzenbuckel im Sitzen

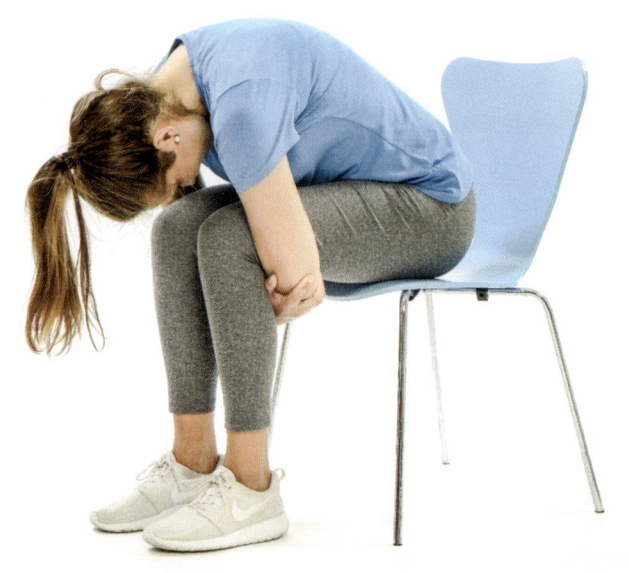

Grundposition:
Sitzposition auf einem Stuhl

Ausführung:
Mit den Händen die Oberschenkel umschließen, Kinn einziehen und den oberen Rücken maximal zur Decke schieben. Diese Position mehrmals auflösen und wieder einnehmen

Dauer:
5 Sekunden halten, zwei bis drei Wiederholungen

Dehnung

Päckchen

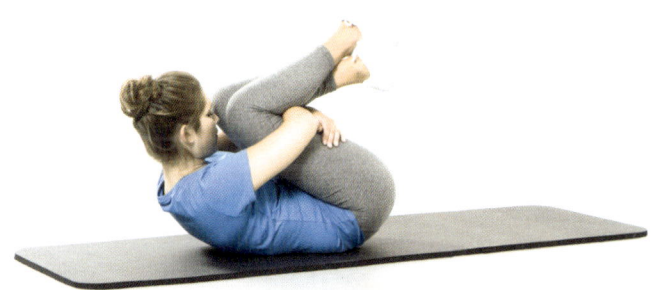

Grundposition:
Rückenlage

Ausführung:
Oberschenkel umfassen und an den Oberkörper ziehen, gleich-
zeitig Kopf anheben, sodass der Rücken rund ist („Päckchen").
Diese Position mehrmals auflösen und wieder einnehmen

Dauer:
10–20 Sekunden halten, zwei bis drei Wiederholungen

Bauch

Das Training der Bauchmuskulatur konzentriert sich vornehmlich auf Übungen, die den Bauch isoliert ansprechen (Beckenaufrichtung!), und nicht auf die Hüftbeuger (die würden das Becken wieder ins Hohlkreuz kippen lassen). Um die Hüftbeuger beim Training der Bauchmuskulatur auszuschalten, müssen in Rückenlage die Beine angestellt, das heißt im Knie leicht gebeugt werden, zum Beispiel bei der klassischen Übung, dem Bauchaufrollen (englisch *Crunches*). Hier sollten die Beine nicht lang ausgestreckt sein!

Gesundheitliche und ästhetische Aspekte

Neben der Gesundheit gibt es gerade bei der Bauchmuskulatur ästhetische Aspekte. Man sollte sich allerdings nicht der Illusion hingeben, dass man Bauchspeck nur durch Bauchmuskelübungen reduzieren kann. Daneben ist auch auf eine bewusste Ernährung zu achten. Gut sieht es dann aus, wenn unter der Haut „harte" Muskeln zu erkennen sind.
Hauptziel beim Bauchmuskeltraining bleibt aber die gesundheitlich positive Wirkung auf die Stabilisation der Wirbelsäule. Man kann sich das am besten so vorstellen: Die Bauchmuskeln drücken den Bauchinnenraum zusammen, und der so entstehende Druck des Bauchinnenraums stützt die Wirbelsäule von innen (Ballon-Effekt).

Kräftigung

Bei den „Crunches" (Bauchaufrollen) wird der Oberkörper aus der Rückenlage aufgerollt und leicht angehoben, bis die Schulterblätter vom Boden abheben.

Leicht anheben heißt: **Kein „Klappmesser"** bis zur vollständigen Aufrichtung in den Sitz! Der Oberkörper wird nur so weit aufgerollt, bis die Schulterblätter vom Boden abheben. Beine sind nie ganz ausgestreckt, sondern immer angewinkelt oder hochgelagert, also im Hüftgelenk gebeugt.

Crunch – gerade mit aufgelegtem Fuß

Level

1

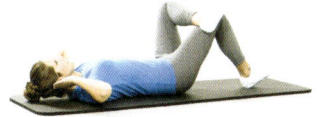 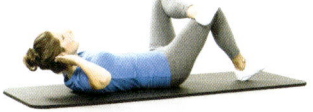

Grundposition:
Rückenlage mit aufgestellten Beinen, Füße auf den Fersen. Ein Bein über das andere schlagen, sodass der Fußknöchel auf dem Knie ruht, Hände neben die Ohren legen, Ellenbogen nach außen zeigend

Ausführung:
Oberkörper so weit aufrollen, bis die Schulterblätter vom Boden abheben

Dauer:
Position ganz kurz halten, zehn bis 30 Wiederholungen, eventuell zwei bis drei Durchgänge

Hände nicht hinter dem Nacken verschränken! Sonst besteht die Gefahr, die Übung mithilfe der Arme zu verfälschen, indem man am Kopf „zerrt", wenn die Bewegung anstrengend wird.

Kräftigung

Level

2

Crunches mit hochgelegten Füßen

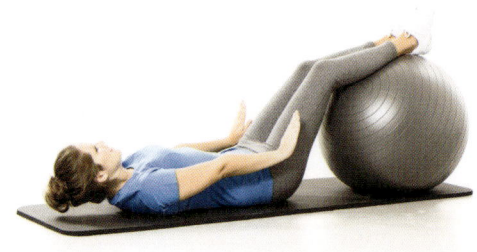

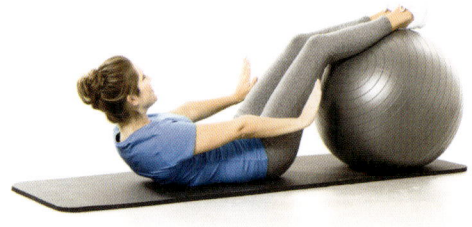

Grundposition:
Rückenlage, Beine auf einem Gymnastik-Sitzball oder einem
Hocker/Sessel hochgelegt

Ausführung:
Arme nach vorn strecken und den Oberkörper so weit vom
Boden heben, bis sich die Schulterblätter vom Boden entfernen

Dauer:
Position kurz halten, zehn bis 20 Wiederholungen

Alternative: „Schräg-Crunches" – Bauch-Aufrollbewegung
asymmetrisch schräg zu einer Seite ausführen, dann kommen
unterstützend die schrägen Bauchmuskeln hinzu. Dafür werden beide Hände zusammengelassen und schieben abwechselnd nach vorn links und vorn rechts. Das geht mit aufgestellten Füßen genauso wie mit hochgelagerten Unterschenkeln.

Kräftigung

Als schwere Variante kann man „Schräg-Crunches" machen, indem man aus der Position mit aufgerolltem Oberkörper die nach vorn gestreckten Arme immer abwechselnd von links nach rechts schwenkt – also im angespannten Zustand den Oberkörper rotiert:

Crunch-Rotation

Level

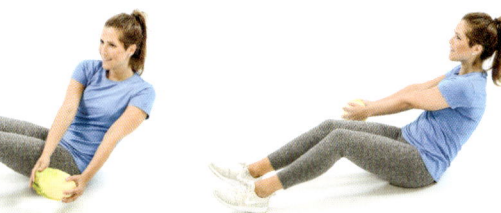

3

Grundposition:
Rückenlage mit aufgestellten Beinen, Fußsohlen auf dem Boden, leichten Gegenstand in beiden Händen halten (zum Beispiel einen kleinen Ball oder ein Kissen)

Ausführung:
Arme nach vorn strecken, Oberkörper so weit vom Boden heben, bis sich die Schulterblätter vom Boden entfernen, Gegenstand in dieser dauerhaft gehaltenen Crunch-Position durch Rotation des Oberkörpers immer links und rechts kurz auf dem Boden aufdippen

Dauer:
Fünf bis zehn Wiederholungen pro Seite

Kräftigung

Bei den folgenden Stabilisierungsübungen soll die Bauchmuskulatur Haltearbeit leisten. Sie muss arbeiten, damit der Rumpf
gestreckt bleibt und das Becken nicht „durchhängt". Der Rumpf
als Ganzes wird somit durch das Zusammenspiel vorderer, seit-
licher und hinterer Muskulatur stabilisiert. Diese Übungen sind
„Schräg-Stütz-Übungen". Leichter ist es, wenn die Hände/Arme
näher an den Knien/Füßen aufgestützt werden. Je weiter sich die
aufgestützten Hände/Arme von den Knien/Füßen entfernen, desto schwerer wird es, nicht mit dem Becken durchzuhängen.

Je nach **Schräglage** kann der Schwierigkeitsgrad variiert werden.

Level   **Stütz auf Gymnastik-Sitzball (aufrecht)**

1

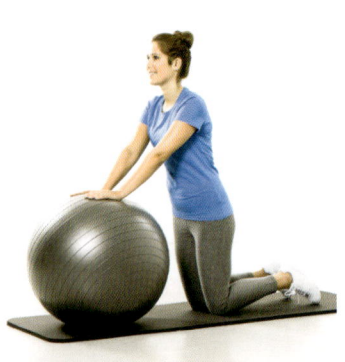

Grundposition:
Kniestand vor Gymnastik-Sitzball – oder Sessel/Hocker

Ausführung:
Hände auf Gymnastik-Sitzball
abstützen, Oberkörper leicht
nach vorn neigen (nur kleiner
Winkel)

Dauer:
20–30 Sekunden halten,
zwei bis drei Wiederholungen

Kräftigung

Ellenbogenstütz auf Gymnastik-Sitzball (schräg)

Level

3

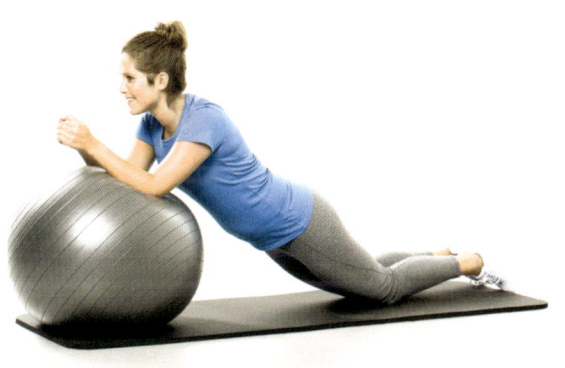

Grundposition:
Kniestand vor Gymnastik-Sitzball – oder Sessel/Hocker

Ausführung:
Unterarme auf Gymnastik-Sitzball abstützen, Oberkörper stark nach vorn neigen (großer Winkel)

Dauer:
10–20 Sekunden halten, zwei bis drei Wiederholungen

Kräftigung

Bei der folgenden Bauchübung wird nicht nur isoliert die Bauchmuskulatur trainiert, sondern auch die Hüftbeugung. Obwohl hier eine ungewollte Beckenkippung unterstützt werden könnte, stellen diese Übung eine anspruchsvolle Alternative dar, die nicht vollkommen ausgeklammert werden sollte. Hierbei werden Bauch-, Hüftbeuger- und Schenkelstreckermuskeln komplex trainiert.

Level **Rudersitz**

3

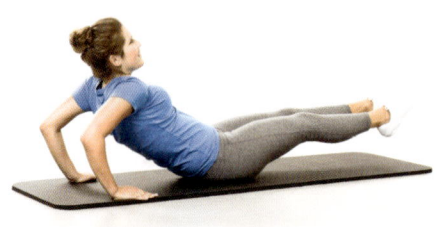

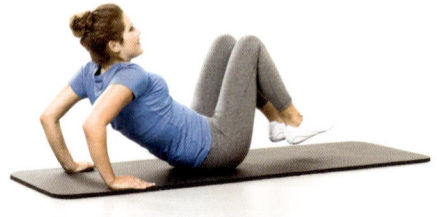

Grundposition:
Sitzposition auf dem Boden, Beine ausgestreckt, Hände hinter dem Oberkörper auf dem Boden abgestützt, Ellenbogen angewinkelt

Ausführung:
Die geschlossenen Beine leicht anheben, anziehen, ganz gerade nach vorn strecken und wieder anziehen („Rudern")

Dauer:
Zehn bis 15 Wiederholungen

Wer dabei **Rückenschmerzen** bekommen sollte (Lendenwirbelprobleme), muss diese Übung meiden!

Kräftigung

Auch im Sitzen kann der Bauch mit Rumpf- und Hüftbeugung trainiert werden. Das ist nicht so anspruchsvoll wie auf dem Boden abgestützt sitzend, aber dafür geht es auch zwischendurch im Büro:

Sitz-Kniehub-Bauchpresse

Level

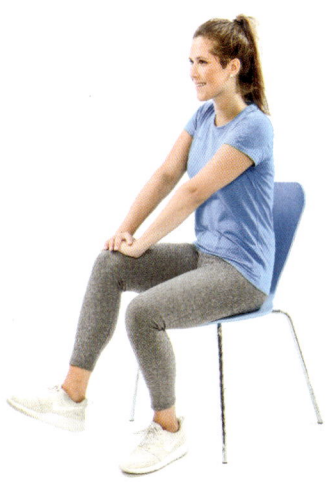

Grundposition:
Aufrechte Sitzposition auf einem Stuhl

Ausführung:
Rechte und linke Hand mit gestreckten Armen auf dem rechten Knie ablegen, Knie gegen den Widerstand der Arme anheben, sodass der Bauch unter Spannung gebracht wird

Dauer:
10 Sekunden halten, dann Seite wechseln, zwei bis drei Wiederholungen pro Seite

1

Der **Trizeps** kann mittrainiert werden, wenn die Arme im Ellenbogengelenk leicht gebeugt bleiben, während gegen das Knie gedrückt wird (siehe Übung Seite 58 „Einarmiges Trizepsdrücken statisch")

Dehnung

Neben der Überstreckung des Rumpfes (wie in der folgenden Übung „Seelöwe") ist die Rotation im Oberkörper fast die einzige Chance, die Muskeln zu dehnen, die vorn am Rumpf den Brustkorb und das Becken verbinden. Hier werden nicht nur die schrägen, sondern auch die geraden Bauchmuskeln gedehnt.

Level   **Seelöwe**

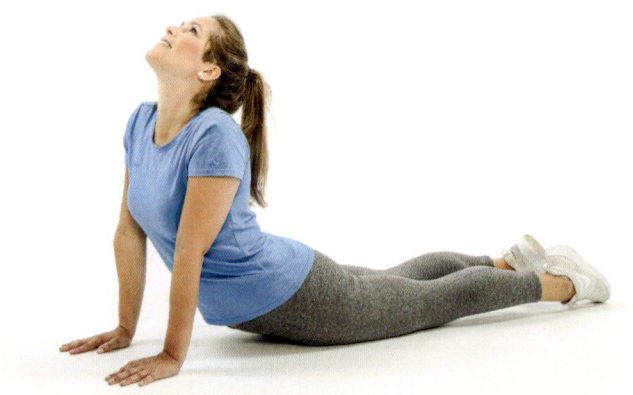

Grundposition:
Bauchlage, Beine und Füße ganz gestreckt

Ausführung:
Oberkörper auf den durchgestreckten Armen gerade aufstützen, Kopf aufrichten (Blick nach oben). Becken so weit wie möglich durchsinken lassen – im Idealfall so weit wie auf dem Bild

Dauer:
5–10 Sekunden halten, zwei bis drei Wiederholungen

Diese Übung kann auch mal „auf den Rücken gehen" – **nur machen, wenn keine Schmerzen auftreten!**

Dehnung

Das geht auch zwischendurch im Büro:

Rotation im aufrechten Sitzen

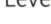

2

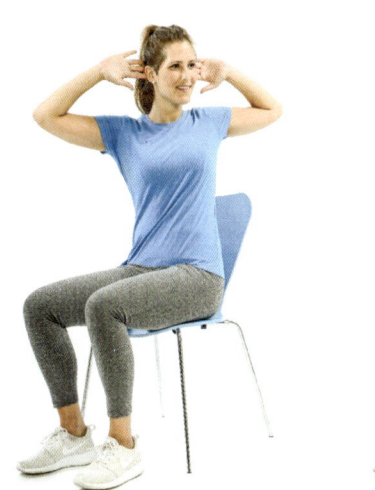 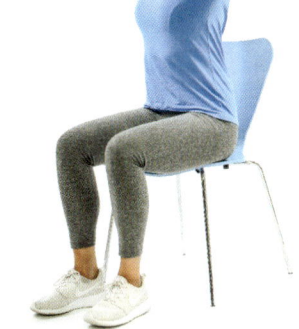

Grundposition:
Sitzposition auf einem Stuhl, Hände an die Ohren gelegt, Ellenbogen nach außen zeigend

Ausführung:
Oberkörper zur Seite drehen, bis eine Dehnung entsteht. Das Becken dabei nicht mitbewegen. Am Bewegungsendpunkt Spannung halten

Dauer:
5 Sekunden halten, dann Seite wechseln, zwei bis drei Wiederholungen pro Seite

Das Becken ist der „ruhende Pol" unten. Die Hände orientieren sich seitlich zum Kopf, die nach hinten drängenden Ellenbogen sorgen für **Stabilität im Schultergürtel**.

Dehnung

Level   „Windmühle" – Rotation im Liegen

2

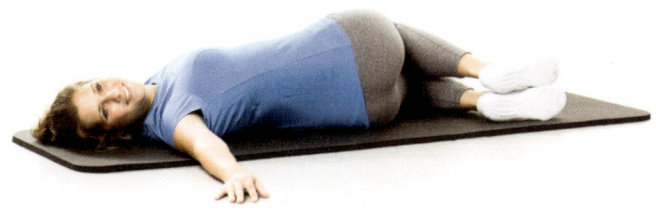

Grundposition:
Rückenlage, Arme seitlich auf dem Boden liegend, Knie aufgestellt

Ausführung:
Die Knie geschlossen auf die linke Seite legen beziehungsweise
fallen lassen, Kopf nach rechts drehen. Die Schultern sollten
möglichst beide am Boden bleiben. Zurück in die Ausgangsposition, dann Seite wechseln

Dauer:
10 Sekunden halten, ruhig atmen, zwei Wiederholungen pro
Seite

Dehnung

Ins Hohlkreuz fallen

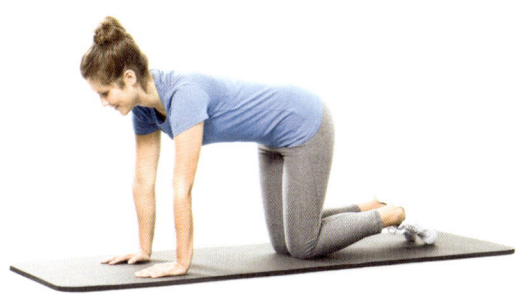

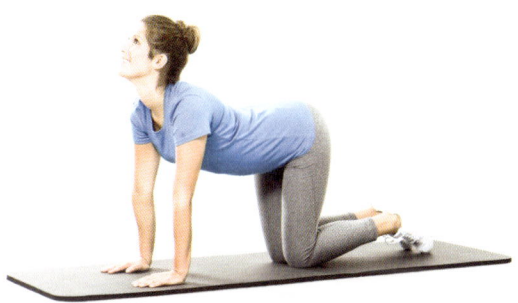

Grundposition:
Vierfüßlerstand – eine Linie von Rücken und Kopf (Blick zum Fußboden), Nabel leicht nach innen gezogen

Ausführung:
Bewusst ins Hohlkreuz fallen und dabei den Kopf in den Nacken legen, dann langsam zurück in die Neutralposition, Nabel wieder einziehen

Dauer:
Fünf bis zehn Wiederholungen

Langsame Bewegungsausführung!

Beine, Hüfte und Becken

Muskeln für die Alltagsbewegung

Für den aufrechten Gang sind die Muskeln des Beckengürtels, der Hüfte und der Beine besonders wichtig. Eine schwach ausgebildete Muskulatur in dieser Region macht sich häufig in Form von Rückenschmerzen bemerkbar. Bei der Statik des Beckens und somit auch des Hüftgelenks spielt der Hüftbeugemuskel (*Musculus iliopsoas*) als einer der größten Muskeln des menschlichen Körpers eine ganz zentrale Rolle. Er ist bei vielen Menschen aufgrund einseitiger Beanspruchung sehr stark entwickelt und lässt das Becken nach vorn kippen. Durch den gleichzeitigen Zug an den Lendenwirbelkörpern entsteht zusätzlich ein Hohlkreuz (Hyperlordose, siehe auch S. 67). Bei dieser Haltung stehen die kleinen Wirbelgelenke der Lendenwirbelsäule unter Druck und verursachen Schmerzen.

Das durch die stark entwickelte Hüftbeugemuskulatur nach vorn gekippte Becken könnte durch die rückwärtige Oberschenkelmuskulatur sowie die Bauchmuskulatur wieder aufgerichtet werden. Diese Muskeln sind aber in der Regel nicht kräftig genug, um dem durch den Hüftbeuger verursachten Zug entgegenwirken zu können. Verstärkt wird die Beckenkippung nach vorn noch durch den Zug des *Musculus rectus femoris*, einem Teil des vierköpfigen Kniestreckers (Quadrizeps) auf der Oberschenkelvorderseite, der gleichzeitig eine Beugung im Hüftgelenk bewirkt. So kommt es zur Beckenkippung als Ausdruck einer typischen muskulären Dysbalance. Die Fehlstellung kann sich auf die gesamte Statik der Hüft-Becken-Region auswirken, und durch die Hohlkreuzbildung sind Beschwerden im Bereich der Lendenwirbelsäule möglich.

Die tiefen Beckenmuskeln – meistens Hüftstrecker und Beinabspreizer – sind kurze, aber sehr kräftige Muskeln. Durch Fehlbeanspruchung oder zu wenig Aktivität können diese sich leicht verkürzen, was zu ischiasartigen Rückenschmerzen führen kann (Piriformis-Syndrom, siehe S. 106). Während der Rumpf für Stabilität sorgt, sind für unsere Alltagsbewegungen die Muskeln des Beckengürtels und der Beine am wichtigsten. Die von uns empfohlenen Übungen der Hüft-Beinmuskulatur sind so gruppiert, dass sie einzelnen Funktionen und damit auch Muskelgruppen zugeordnet sind:

- Kniebeugung und Hüftstreckung – Oberschenkelrückseite
- Abspreizen – Oberschenkelaußenseite (Abduktoren)
- Anziehen – Oberschenkelinnenseite (Adduktoren)
- Kniestreckung und Hüftbeugung – Oberschenkelvorderseite (Quadrizeps)

Kniebeugung und Hüftstreckung – Oberschenkelrückseite

An der Oberschenkelrückseite liegen die Muskeln, die für die Kniebeugung zuständig sind. Allerdings haben diese Muskeln ihren Ursprung am unteren Beckenrand (Sitzbein) und setzen unterhalb des Kniegelenks an den Knochen des Unterschenkels an – sind also zweigelenkig (Hüftgelenk und Kniegelenk). Sie beugen folglich nicht nur das Knie, sondern strecken auch die Hüfte. Hier arbeiten sie zusammen mit der Gesäßmuskulatur und den unteren Rückenmuskeln. Trainingsübungen für die Oberschenkelrückseite sind demnach auch immer Übungen für die Hüftmuskulatur. Die Muskeln am hinteren Oberschenkel sind oberflächlich gut zu tasten. Ähnlich wie beim Arm gibt es auch hier einen zweiköpfigen Beuger, einen „Bizeps". Er liegt hinten an der Rückseite des Oberschenkels und ist beim Sporttreiben besonders anfällig für Verletzungen. Er muss also ganz besonders gepflegt werden.

Die Muskeln an der Rückseite des Oberschenkels brauchen neben der Dehnung auch Kräftigung, damit sie ihrem Gegenspieler, dem starken vierköpfigen Kniestrecker (Quadrizeps) an der Oberschenkelvorderseite, für eine ausgewogene muskuläre Balance Paroli bieten können.

Kräftigung

Trainingsübungen ohne Geräte für die Oberschenkelrückseite erinnern häufig an Übungen für Rücken und Po – die Hebelverhältnisse sind jedoch so eingerichtet, dass vornehmlich die Muskeln an der Oberschenkelrückseite angesprochen werden, während die Fersen relativ weiter entfernt vom Körper sind. Die „Brücke" in Rückenlage kann als Basisübung für die Beinbeuger gelten.

Brücke in Rückenlage

Level

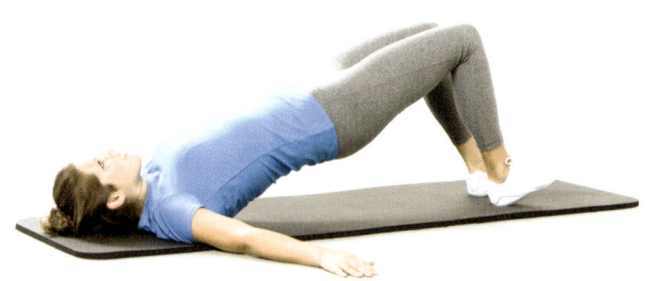

Grundposition:
Rückenlage, Beine angewinkelt, Füße auf den Fersen, möglichst weit weg vom Rumpf, Fußspitzen hochgezogen

Ausführung:
Hüfte anheben, bis sich eine gerade Linie zwischen Rumpf, Becken und Knien bildet

Dauer:
10–20 Sekunden halten, drei Wiederholungen

Kräftigung

Um die Basisübung (vorige Seite) schwerer zu machen, kann man eine Einbeinvariante probieren, die dann aber nicht als Halteübung gemacht werden sollte, sondern als Übung mit dynamischen Wiederholungen:

Level

Einbeinbrücke in Rückenlage

2

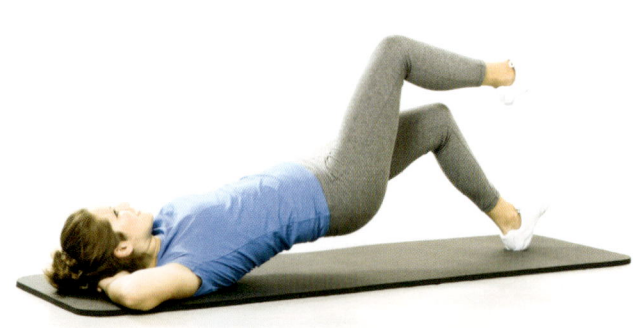

Grundposition:
Rückenlage, Beine angewinkelt, Füße auf den Fersen, Fußspitzen angezogen, Arme unter dem Hinterkopf verschränkt

Ausführung:
Hüfte anheben, bis sich eine gerade Linie zwischen Rumpf, Becken und Beinen bildet. Ein Bein vom Boden heben und leicht anwinkeln. Position kurz halten, dann Hüfte wieder absenken, gebeugtes Bein dabei oben lassen

Dauer:
10 Mal die Hüfte anheben, danach die Seite wechseln, zwei Wiederholungen pro Seite

Kräftigung

Der Schwierigkeitsgrad steigt insgesamt, wenn man die Ferse(n) auf instabilen Unterstützungsflächen abstützt. Die Füße – oder etwas leichter: die Unterschenkel – können zum Beispiel auf einem Gymnastik-Sitzball oder einem weichen Sessel abgelegt werden. Durch die wackelige Auflagefläche werden Stabilisierungshilfsmuskeln im Rücken und tief liegende Beckenmuskeln zusätzlich aktiviert und sinnvoll mittrainiert.

Gestreckte Brücke in Rückenlage mit Gymnastik-Sitzball

Level

1

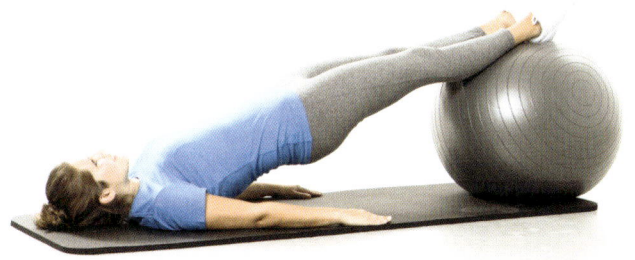

Grundposition:
Rückenlage, Handflächen auf dem Boden, Fersen auf Gymnastik-Sitzball, Sessel oder Stuhl mit weichem Kissen

Ausführung:
Hüfte so weit anheben, bis der Körper eine gerade Linie bildet, Beine sind gestreckt.

Dauer:
10–30 Sekunden halten, drei Wiederholungen

Die Fersen so auf dem Gymnastik-Sitzball positionieren, dass eine **stabile Lage** entsteht. Möglichst nicht das Becken auf dem Boden ablegen!

Kräftigung

Bei dynamischer Übungsausführung muss das Gleichgewicht jedes Mal wieder neu gefunden werden:

Level

Hängebrücke dynamisch mit Gymnastik-Sitzball

2

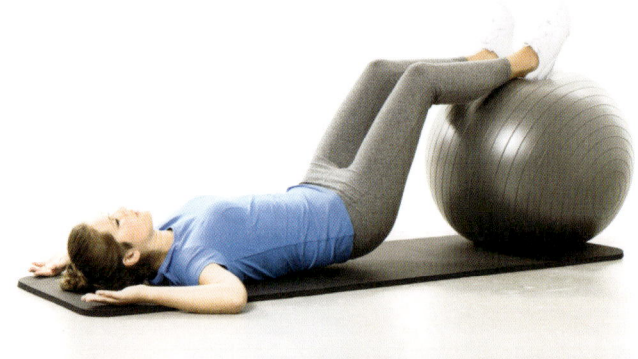

Grundposition:
Rückenlage, Hände neben dem Kopf (Handflächen nach oben), Fersen auf Gymnastik-Sitzball (ersatzweise, etwas leichter, auf einem Hocker oder Ähnlichem)

Ausführung:
Becken deutlich anheben, Schultern bleiben auf dem Boden („Hängebrücke"), dann wieder absetzen

Dauer:
10 Wiederholungen, drei Durchgänge

Die Hüftstreckbewegung sollte das **Becken deutlich vom Boden abheben**. Dabei müssen die Beine gebeugt bleiben! Das heißt, ganz durchstrecken soll man die Hüfte bei dieser Übung nicht. Wenn die Knie immer leicht gebeugt bleiben, wird die Oberschenkelrückseite gezielter beansprucht (sonst arbeiten mehr Rücken und Po).

Kräftigung

Schwierig und anspruchsvoll sind einbeinige Übungsausführungen auf dem Gymnastik-Sitzball, zum Beispiel das Außenrotieren des freien Spielbeins, während das ganze Körpergewicht über den langen Hebel des gestreckt aufliegenden Beins getragen wird. Rücken und Hüfte arbeiten mit – müssen sie aber auch.

Einbeinige Hüftaußenrotation auf Gymnastik-Sitzball

Level

3

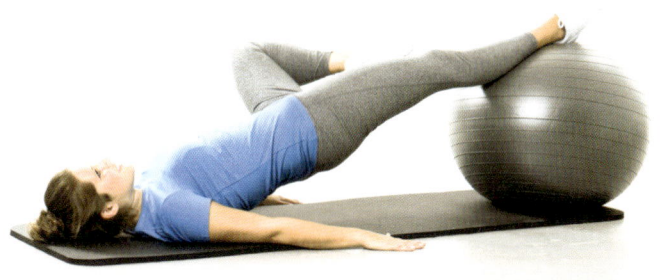

Grundposition:
Rückenlage, Handflächen auf dem Boden, Fersen auf Gymnastik-Sitzball, gepolsterten Stuhl, Hocker oder Sessel gelegt

Ausführung:
Hüfte so weit anheben, bis der Körper eine gerade Linie bildet. Ein Knie anwinkeln und das Bein so weit wie möglich nach außen kippen und so halten

Dauer:
10 Sekunden halten, dann Seite wechseln, zwei Wiederholungen pro Seite

Kräftigung

Noch etwas schwerer:

Level

3

Einbeiniges Hüftseitabspreizen auf Gymnastik-Sitzball

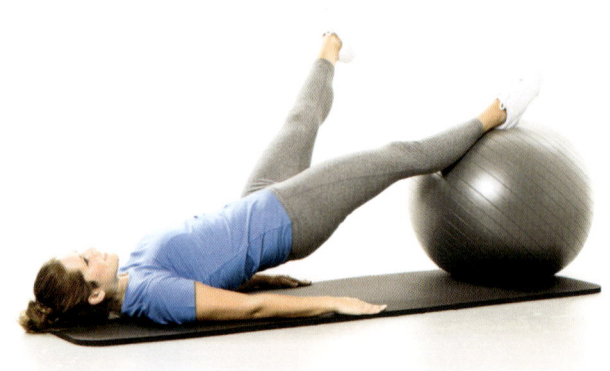

Grundposition:
Rückenlage, Handflächen auf dem Boden, Fersen auf Gymnastik-Sitzball, gepolsterten Stuhl, Hocker oder Sessel gelegt

Ausführung:
Ein Bein gestreckt seitlich abspreizen, Körper vollkommen gestreckt halten

Dauer:
10 Sekunden halten, dann Seite wechseln, zwei Wiederholungen pro Seite

Körper beim Abspreizen des Beines immer **vollkommen gestreckt** lassen! Etwas Schummeln ist aber erlaubt: Zur Erleichterung der Übung dürfen Sie das abgespreizte Bein leicht nach außen-oben führen, statt es so weit wie möglich unten zu halten.

Dehnung

Bei den beiden folgenden Übungen soll der Rücken betont gerade gehalten werden – die Blickrichtung geht nach vorn, nicht nach unten! Wenn die Hüfte gebeugt wird, könnte bei einem runden Rücken das Becken zu einer Ausweichbewegung neigen. Dann würde der gewünschte Zug für die Muskeln des hinteren Oberschenkels abgeschwächt. Also: Gerader Rücken für den gewollten Zug am hinteren Oberschenkel!

Oberschenkelrückseite Dehnung (Basisvariante)

Level

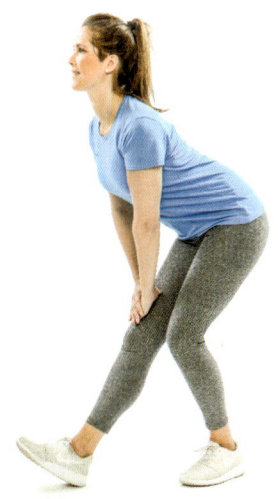

1

Grundposition:
Stabiler Stand

Ausführung:
Ein Bein beugen, das andere Bein gerade nach vorn strecken, Fuß auf die Ferse stellen, Fußspitze anziehen. Mit geradem Oberkörper leicht vorneigen und beide Hände auf dem gebeugten Knie abstützen. Vorneigung verstärken, bis eine Dehnung in der Oberschenkelrückseite des nach vorn gestreckten Beins verspürt wird

Dauer:
10 Sekunden halten, dann Seite wechseln, zwei Wiederholungen pro Seite

Dehnung

Level

Einbeiniger Kniestützstand

1

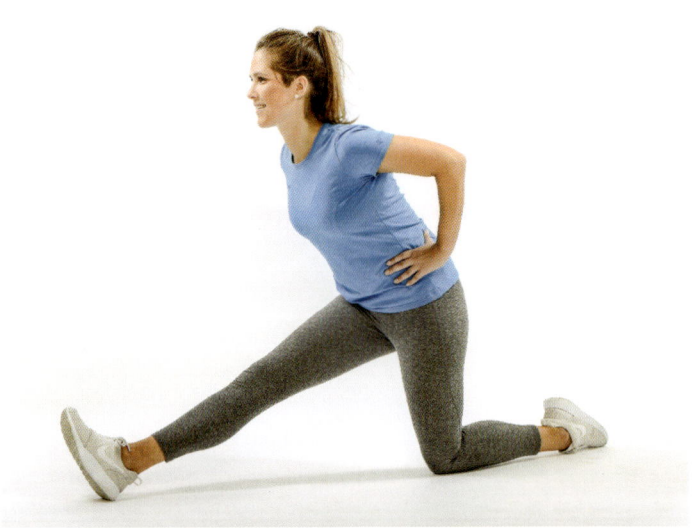

Grundposition:
Kniestand, ein Bein nach vorn gestreckt und auf die Ferse gestellt

Ausführung:
Mit geradem Oberkörper nach vorn beugen, bis ein leichter Dehnungsschmerz an der Oberschenkelrückseite entsteht, Arme dabei am Körper lassen

Dauer:
10 Sekunden halten, dann Seite wechseln, zwei Wiederholungen pro Seite

Diese Variante ist **nicht geeignet bei Knieproblemen**, wenn der Kniestützstand Schmerzen verursacht!

Dehnung

Bei den folgenden drei Übungen werden ebenfalls die Muskeln des hinteren Oberschenkels gedehnt, auch wenn dabei der untere Rücken als gewollte Nebenwirkung mitgedehnt wird. Positiv bei diesen Varianten ist, dass man einfach mit der Neigungstiefe die Stärke des Dehnreizes steuern kann – so können auch Fortschritte leicht beobachtet werden.

Vornüberbeugen im beidbeinigen Stand

Level

2

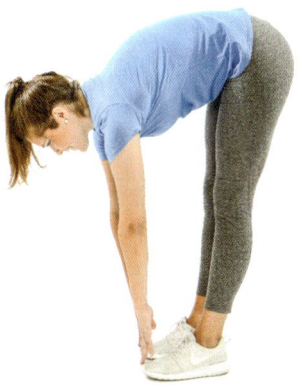

Grundposition:
Stabiler Stand

Ausführung:
Oberkörper nach vorn beugen, Hände so weit Richtung Boden strecken, bis ein Dehnungsschmerz an der Rückseite der Oberschenkel entsteht, Beine dabei durchgestreckt lassen

Dauer:
10–20 Sekunden halten, drei Wiederholungen

Durch **abwechselnde** Beugung jeweils eines Beines und Durchstrecken des anderen kann der Dehnungseffekt noch verstärkt werden.

Dehnung

Durch diese Form des modifizierten Hürdensitzes (gebeugtes Knie wird nicht nach hinten abgewinkelt, sondern nach vorn in einer Art halbem Schneidersitz angewinkelt) wird das Kniegelenk nicht „schädlich" beansprucht:

Level

3

Vornüberbeugen im modifizierten Hürdensitz

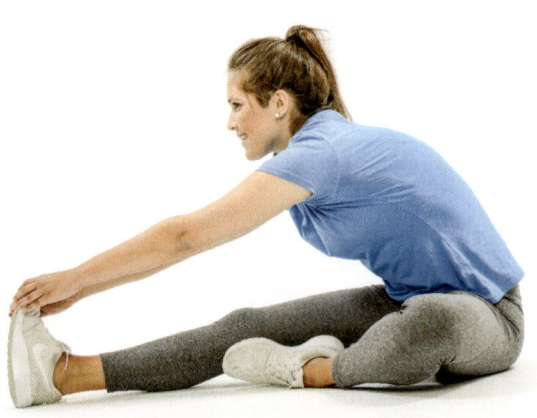

Grundposition:
Sitzposition auf dem Boden, ein Bein vorgestreckt, das andere wie im Schneidersitz angewinkelt

Ausführung:
Mit den Händen um den Fuß des gestreckten Beins greifen und den Oberkörper in Richtung des Fußes ziehen (wenn es noch nicht so gut geht, statt des Fußes die Wade umfassen)

Dauer:
10 Sekunden halten, dann Seite wechseln, zwei Wiederholungen pro Seite

Dehnung

In dieser Übung für Fortgeschrittene werden auch die Adduktoren – also die Muskeln an der Innenseite des Oberschenkels – mitgedehnt:

Vornüberbeugen im breiten Grätschsitz

Level

3

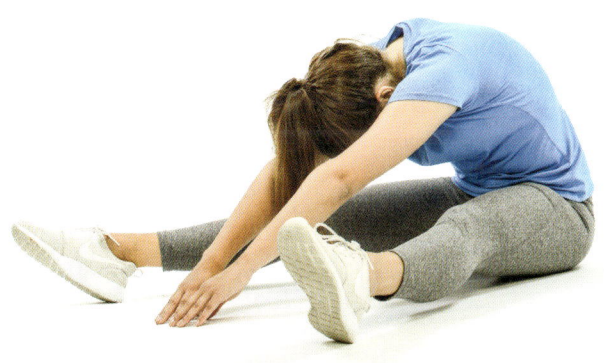

Grundposition:
Sitzposition auf dem Boden, Beine breit gegrätscht

Ausführung:
Oberkörper mit nach vorn gestreckten Armen vorbeugen, die Arme zwischen die Beine nach vorn schieben, bis eine Dehnung zu spüren ist

Dauer:
10 Sekunden halten, zwei Wiederholungen

Abspreizen – Oberschenkelaußenseite (Abduktoren)

Mit der Oberschenkelaußenseite ist eigentlich die Muskulatur gemeint, die am Becken ansetzt und mehr oder weniger weit nach unten an den Oberschenkel reicht. Funktionell sind diese Muskeln für das Abspreizen des Oberschenkels verantwortlich. Sie sichern aber auch ein stabiles Gleichgewicht beim Gehen und vor allem beim Laufen (Einbeinstützphasen).

Für eine ausgewogene muskuläre Balance müssen diese recht kurzen, am Becken ansetzenden Muskeln der Außenseite (Abduktoren) sehr hohe Kräfte entfalten, um im Zusammenwirken mit ihren Gegenspielern an der Oberschenkelinnenseite (Adduktoren) die Beinachse im Alltag und beim Sport stabilisieren zu können. Die Abduktoren haben also recht ungünstige Hebelverhältnisse. Das heißt, sie müssen sehr großen Kraftaufwand entwickeln, wodurch sie häufig auch im Ruhezustand eine zu hohe Muskelspannung haben und verkürzt sind.

Diese Verkürzungen können verschiedene Probleme mit sich bringen, wie Schmerzen an der Außenseite des Knies durch gereizte Schleimbeutel. Durch eine Verkürzung der tiefen Beckenmuskulatur können ischiasartige Rückenschmerzen oder auch Blockierungen des Kreuzbein-Darmbein-Gelenks verursacht werden, das sogenannte Piriformis-Syndrom. Der Piriformis-Muskel ist ein tief unter dem Gesäßmuskel liegender Beinabspreizer, der zu Verkürzung neigt und deshalb regelmäßig gedehnt werden sollte (siehe Übungen S. 112–114).

Kräftigung

Einfache Kräftigungsübungen für die Seitabspreizer (Abduktoren) können im Seitstütz absolviert werden – mit oder ohne Hilfsmittel zur Ablage der Füße. Die folgenden Übungen sind übrigens auch hervorragend für die Stärkung der Rumpfmuskulatur geeignet.

Kräftigung

Beim **Seitstütz** muss die Körperachse gestreckt bleiben – nicht mit dem Becken nach hinten oder unten ausweichen! Pobacken zusammenkneifen und Hüfte vorn lassen! Dabei hilft „Kopfsteuerung"– wenn der Kopf in Verlängerung der Körperachse bleibt, ist es leichter, vollkommen gestreckt zu bleiben. Wenn man an sich runterschaut, um zu kontrollieren, ob man vollkommen gestreckt ist, dann ist das schon der erste (Fehl-)Schritt. Beugen im Hals hat so gut wie immer zur Folge, dass man im Körper auch eine Krümmung bildet (Po weicht nach hinten aus, Hüfte wird gebeugt, die Streckung wird verhindert). Also: Kopf in Linie der Körperachse einrichten, Blick geradeaus weg vom Körper!

Seitstütz am Boden   Level

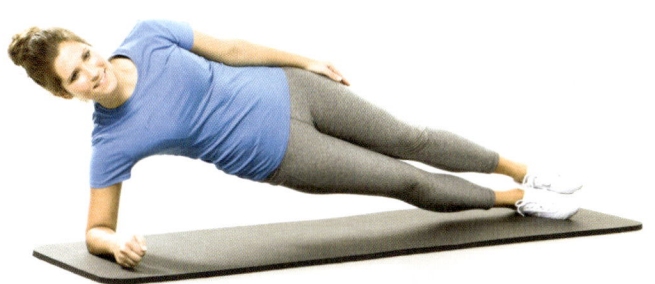

Grundposition:
Seitliche Liegeposition, Füße liegen übereinander

Ausführung:
Auf dem rechten Unterarm abstützen, Körper anspannen und Becken anheben, Kopf dabei gerade halten. Oberkörper, Hüfte und Beine bilden eine Linie bis zu den Füßen.

Dauer:
10 Sekunden halten, dann zurück in die Ausgangsposition und Seite wechseln, zwei Wiederholungen pro Seite

Kräftigung

Level   Seitstütz mit erhöhter, stabiler Fußablage

2

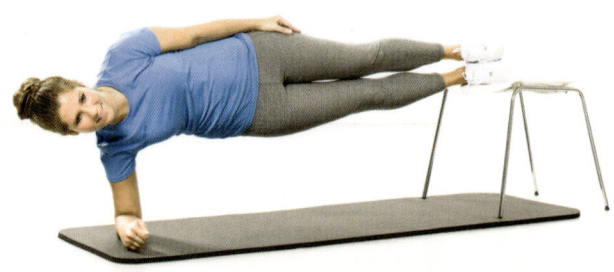

Grundposition:
Seitliche Liegeposition, Füße auf erhöhter Fläche (zum Beispiel Stuhl) abgelegt

Ausführung:
Auf dem rechten Unterarm abstützen, Hüfte anheben, sodass der Körper eine gerade Linie bildet

Dauer:
10 Sekunden halten, dann zurück in die Ausgangsposition und Seite wechseln, zwei Wiederholungen pro Seite

Kräftigung

Seitstütz mit erhöhter, leicht instabiler Fußablage

Level

3

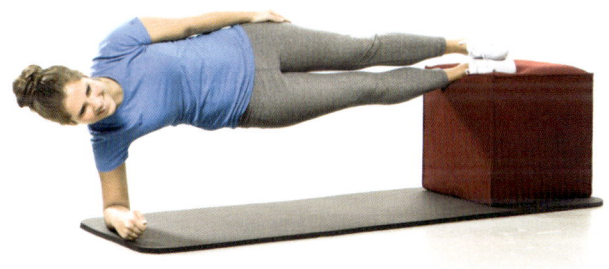

Grundposition:
Seitliche Liegeposition, Füße auf erhöhter, leicht instabiler Fläche
(Sessel, gepolsterter Hocker oder Stuhl mit dickem Kissen)
abgelegt

Ausführung:
Auf dem rechten Unterarm abstützen, Hüfte anheben, sodass
der Körper eine gerade Linie bildet

Dauer:
10 Sekunden halten, dann zurück in die Ausgangsposition und
Seite wechseln, zwei Wiederholungen pro Seite

Dehnung

Wenn speziell die tiefe Beckenmuskulatur gedehnt werden soll (maßgeblich der Piriformis), dann sind die folgenden Übungen angezeigt, die etwas kompliziert aussehen, aber ganz einfach sind, wenn man die Logik einmal verstanden hat. Die Dehnungsspannung wird dabei immer auch in der Gesäßmuskulatur – im großen und mittleren Gesäßmuskel – gespürt, also in der oberflächlichen Beckenmuskulatur. Für die Außenseite des Oberschenkels gilt ganz besonders: Kräftigung ja, aber die Dehnung nie vergessen!

Level   **Oberkörpertwist im Liegen**

2

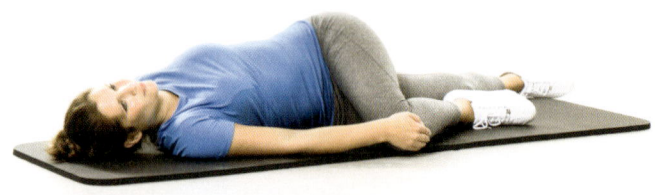

Grundposition:
Rückenlage, Beine beide gestreckt

Ausführung:
Das linke Bein anwinkeln. Dann mit dem rechten Arm das gebeugte Bein am Knie fassen und über das gestreckte Bein in Richtung des Bodens ziehen. Dabei beide Schultern am Boden lassen, entspannt weiteratmen

Dauer:
10 Sekunden halten, dann zurück in die Ausgangsposition und Seite wechseln, zwei Wiederholungen pro Seite

Dehnung

Oberkörpertwist im Sitz

Level

2

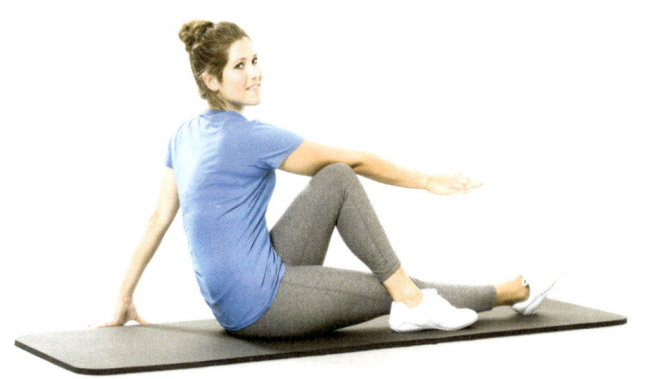

Grundposition:
Sitzposition auf dem Boden, rechtes Bein gestreckt, linkes Bein
über Kreuz darüber aufgestellt, Fußsohle am Boden

Ausführung:
Rechten Arm ausstrecken, Ellenbogen an die Außenseite des linken (gebeugten) Knies legen. Mit dem Arm das Knie über die
Körpermitte schieben, bis an der Außenseite des Beckens und
im Oberschenkel ein Zugschmerz entsteht. Der Oberkörper wird
verdreht (Twist), der Kopf dreht dabei nicht nur mit – er führt
diese Drehung sozusagen an: Blick in die Ferne in Drehrichtung!
Die Zugspannung aushalten und weiteratmen. Wenn der Zug-
schmerz weggeht, eventuell nochmals nachdehnen, bis er
wiederkommt – und aushalten

Dauer:
10 Sekunden halten, dann zurück in die Ausgangsposition und
Seite wechseln, zwei Wiederholungen pro Seite

Oberkörper aufgerichtet lassen – nicht rund werden! Auch die
äußere Hüft- und Gesäßmuskulatur sowie die untere Rückenmuskulatur wird bei dieser Übung gut erfasst und mitgedehnt.

Dehnung

„Fakir"-Dehnungen werden die folgenden Übungen genannt, weil sie etwas extrem und komplex aussehen. Sie sind aber eigentlich ganz einfach und gehen immer auch mal zwischendurch. Bei all diesen „Fakir"-Übungen ist es wichtig, die Position zu finden, bei der ein hohes Spannungsgefühl in der Muskulatur verspürt wird.

Level

Fakir im Sitzen

1

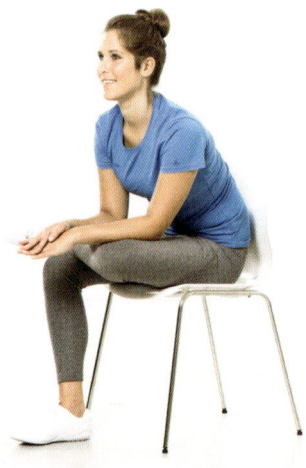

Grundposition:
Sitzposition auf einem Stuhl

Ausführung:
Das linke Bein beugen und den Unterschenkel oder Knöchel auf dem rechten Bein ablegen. Mit den Ellenbogen oder Händen das Knie des gebeugten Beins nach unten drücken, dabei entspannt weiteratmen

Dauer:
10 Sekunden halten, dann Seite wechseln, zwei Wiederholungen pro Seite

Rücken gerade lassen – nur gerader Rücken ermöglicht die gewünschte Zugspannung. Bei rundem Rücken ist die Zugspannung reduziert! Wenn Sie mit der rechten Hand die rechte Ferse und mit der linken Hand das linke Knie umfassen, können Sie den Unterschenkel heben und durch verschiedene Positionen die Stellung finden, bei der die tiefe Gesäßmuskulatur am meisten gedehnt wird.

Dehnung

Fakir im Liegen

Level

2

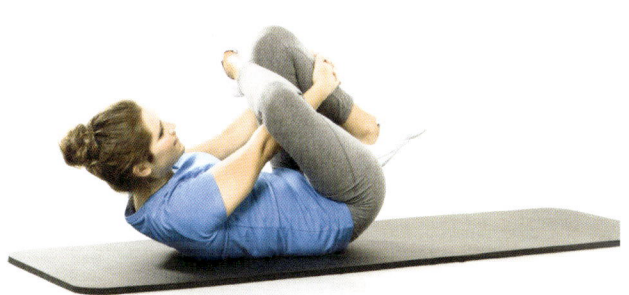

Grundposition:
Gestreckte Rückenlage, rechter Knöchel auf dem linken Oberschenkel – kurz über dem Knie – abgelegt

Ausführung:
Aus dieser Position das linke Bein anwinkeln und zum Körper
ziehen. Mit beiden Händen das Schienbein des angewinkelten
linken Beins umfassen. Die rechte Hand fasst dabei durch die
Lücke des aufgelegten rechten Beins durch, um dann zusammen
mit der linken Hand am Schienbein zu ziehen (Zugspannung
hinten-außen am Po). Dabei entspannt weiteratmen

Dauer:
10 Sekunden halten, dann Seite wechseln, zwei Wiederholungen
pro Seite

Dehnung

Die folgende „Fakir"-Übung im Stand ist schwerer und außerdem eine anspruchsvolle Gleichgewichtsaufgabe, weil man im Standbein weit einknicken muss, um die gewünschte Zugspannung seitlich hinten zu spüren – man kann sich dabei aber auch festhalten.

Level **Fakir im Stand**

3

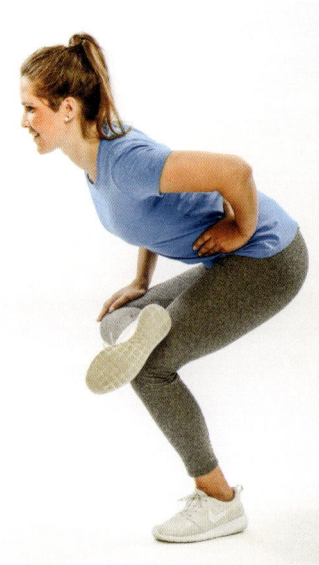

Grundposition:
Stabiler Stand

Ausführung:
Das rechte Bein beugen und den Unterschenkel auf das Knie des linken (Stand-)Beins legen. Dabei das Standbein stark einknicken, damit eine Zugspannung spürbar wird. Nun mit der Hand das rechte Knie nach unten drücken. Zur Erleichterung eventuell mit der anderen Hand irgendwo festhalten.

Dauer:
10 Sekunden halten, dann Seite wechseln, zwei Wiederholungen pro Seite

Anziehen – Oberschenkelinnenseite (Adduktoren)

Die Muskeln der Oberschenkelinnenseite (Adduktoren) sind die Gegenspieler der abspreizenden Hüftmuskulatur (Abduktoren). Auch hier gilt es, durch wohldosiertes Fitnesstraining die muskuläre Balance zu fördern. Die Adduktoren darf man also keinesfalls vernachlässigen. Sie sollten vor allem gekräftigt werden – das illustrieren die nachfolgenden Übungen.

Wie immer folgen nach den Kräftigungsübungen auch Übungen zur Steigerung der Dehnfähigkeit. In Sportspielen, zum Beispiel beim Fußball, sind die Adduktoren häufig von Muskelzerrungen betroffen. Also ist die Dehnung der Oberschenkelinnenseite insbesondere für aktive Sportler aus gesundheitlichen Gründen wichtig, wogegen ihre Kräftigung vielleicht eher für „Ästhetik" und Alltagsfitness relevant ist.

Kräftigung

Die Adduktoren kann man durch statische Muskelanspannung (Haltearbeit) kräftigen. Im Fitnessstudio stehen dafür Maschinen zur Verfügung, wo man die Knie gegen einen Gewichtsstapelwiderstand zusammendrückt. Die „Adduktorenpresse" funktioniert dagegen auch im Alltag, zum Beispiel beim Telefonieren, und ist eine wirklich wichtige Übung.

Adduktorenpresse

Level

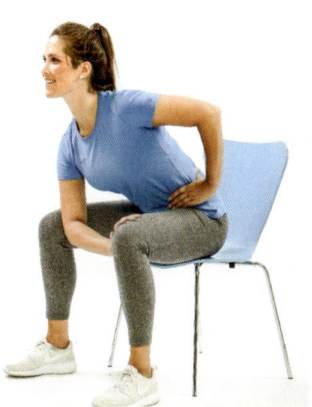

1

Grundposition:
Sitzposition auf einem Stuhl

Ausführung:
Knie leicht auseinander und den Unterarm quer zwischen beiden Knien einklemmen. Die Knie maximal zusammendrücken

Dauer:
15–20 Sekunden halten, drei Wiederholungen

Kräftigung

Eine mögliche – aber schwere – Übungsvariante ist die nachfolgende:

Level

Adduktorenseitstütz

3

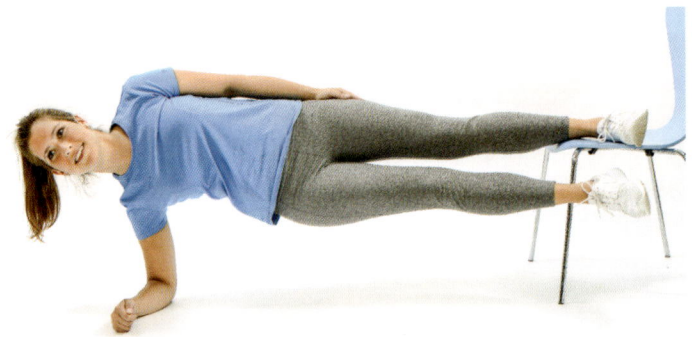

Grundposition:
Seitstütz auf dem Ellenbogen, zunächst beide Unterschenkel
auf einem Stuhl oder Sessel auflegen, Körper hängt durch – das
heißt, die Hüfte liegt seitlich auf dem Boden.

Ausführung:
Aus dem durchhängenden Seitstütz den Körper vollständig
durchstrecken (Seitstütz ohne Verdrehen im Oberkörper), dabei
stützt man sich auf der Stuhlsitzfläche nur auf einem – dem oberen – Unterschenkel ab, sodass das Körpergewicht durch den
inneren Oberschenkel des tragenden Beins und die Körperspannung gehalten wird.

Dauer:
10 Sekunden halten, dann Seite wechseln, zwei Wiederholungen
pro Seite

Dehnung

Stretching für die Adduktoren geht auch im Sitzen, dazu müssen die Knie in einer Art Schneidersitz jedoch maximal auseinandergedrückt werden.

Yogasitz

Level

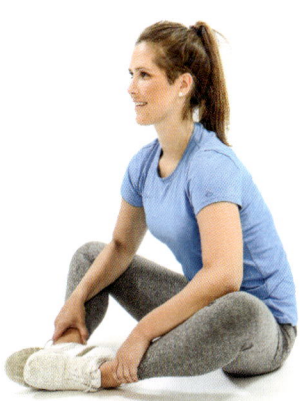

Grundposition:
Schneidersitz auf dem Boden, Fußsohlen zueinander zeigend

Ausführung:
Die Hände greifen an die Knöchel, damit liegen die Unterarme gleichzeitig an den Unterschenkeln. Nun mit den Ellenbogen die Knie zu Boden drücken, bis eine Dehnung an den Beininnenseiten zu spüren ist

Dauer:
10 Sekunden halten, drei Wiederholungen

1

Dehnung

Level **Seitliche Ausfallschrittgrätsche**

2

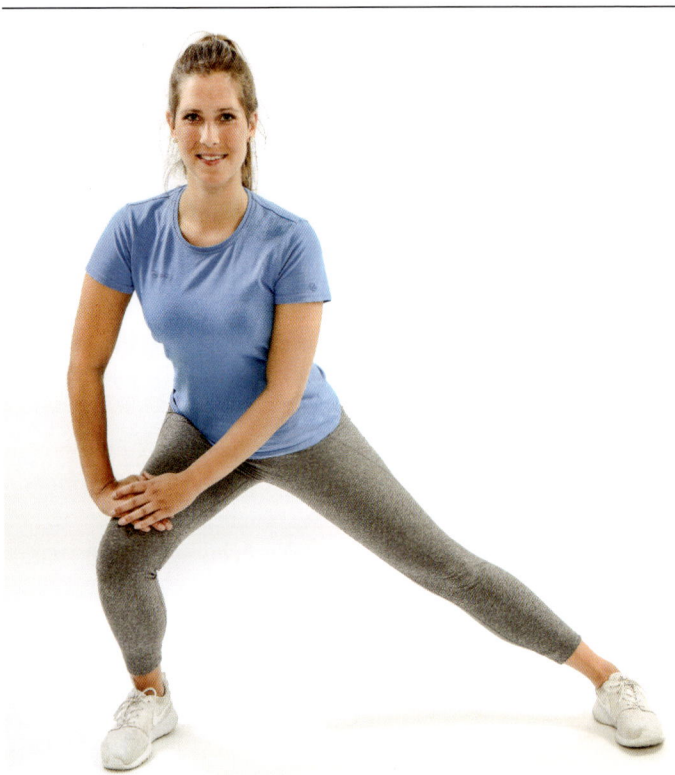

Grundposition:
Grätschstand mit aufgerichtetem Oberkörper (gerader Rücken)

Ausführung:
Rechtes Bein leicht beugen, linkes Bein gerade zur Seite aus-
strecken, beide Fußsohlen berühren den Boden. Hände auf dem
Oberschenkel des gebeugten Beins ablegen und durch weiteres
Beugen eine Dehnung auf der Oberschenkelinnenseite des
gestreckten Beins erzeugen

Dauer:
10 Sekunden halten, dann Seite wechseln, zwei Wiederholungen
pro Seite

Dehnung

Vorgebeugte Grätsche

Level

3

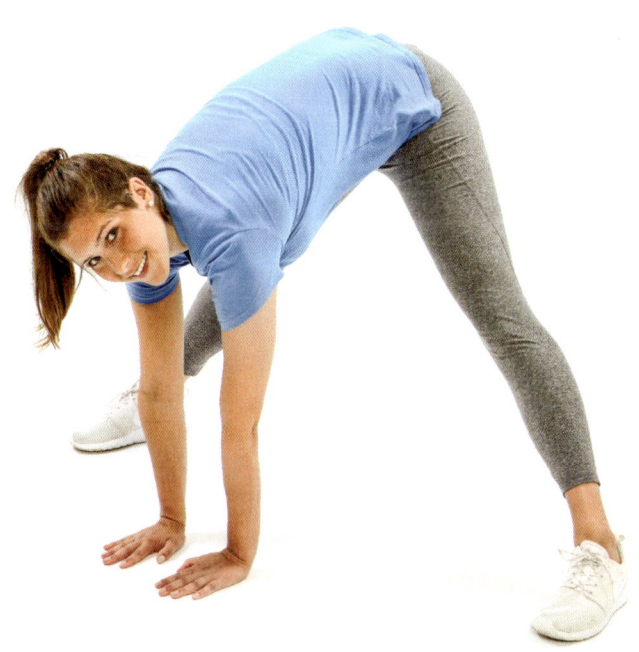

Grundposition:
Grätschstand, Beine so weit wie möglich auseinander und durchgestreckt

Ausführung:
Mit dem Oberkörper nach vorn beugen, bis die Hände (Handflächen) den Boden berühren

Dauer:
10 Sekunden halten, drei Wiederholungen

Kniestreckung und Hüftbeugung – Oberschenkelvorderseite (Quadrizeps)

An der Oberschenkelvorderseite liegen die Muskeln, die für die Kniestreckung zuständig sind. Der sogenannte vierköpfige Kniestrecker (Quadrizeps) streckt aber nicht nur das Knie. Der mittlere Anteil des Quadrizeps, der gerade Schenkelstrecker (*Musculus rectus femoris*), beugt auch die Hüfte. Die Gegenspieler auf der Oberschenkelrückseite (unter anderem der Bein-„Bizeps") beugen hingegen das Knie und strecken die Hüfte (siehe S. 94–100).

Kräftigung

Alle nachfolgend beschriebenen Kräftigungsübungen zielen zwar hauptsächlich auf die Kniestreckung, es werden aber immer auch Rücken, Gesäß, Oberschenkelinnenseite, -außenseite und -rückseite mittrainiert. Es folgen Sequenzen für die beidbeinige Kniebeuge, Ausfallschrittvarianten und als Schwierigstes die Einbeinkniebeuge-Varianten.

Kniebeugen sind „Alleskönner" für Beine, Hüfte und Becken. Bei allen Kniebeuge-Übungsvarianten werden alle Anteile des Quadrizeps auf der Oberschenkelvorderseite beansprucht, aber auch die Muskeln der Oberschenkelinnenseite (Adduktoren), der Oberschenkelaußenseite (Abduktoren) und der Oberschenkelrückseite sowie die Muskeln von unterem Rücken und Gesäß.

Kräftigung

Aus der leichten Rücklage werden bei der folgenden, mit Minimal-
aufwand (Türklinke und Hals- oder Handtuch) auch im Büro
durchzuführenden Übung sogar noch die Schulter und der obere
Rücken mittrainiert:

Schräge Hängekniebeuge

Level

1

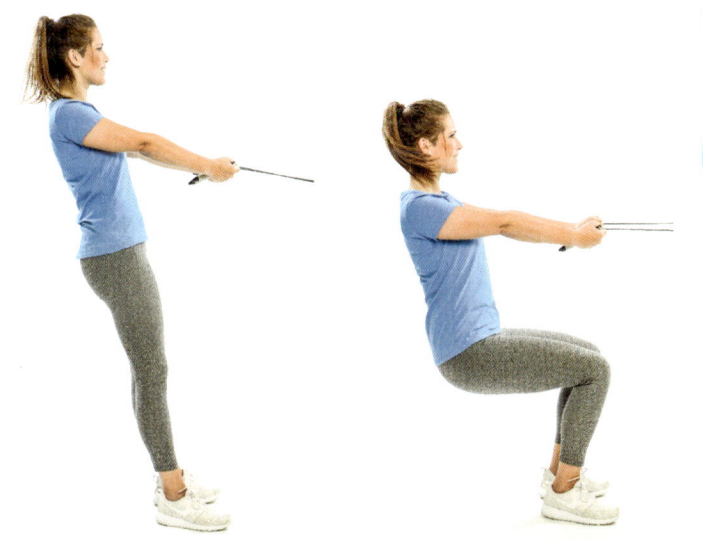

Grundposition:
Stabiler Stand vor einer geöffneten Tür, ausreichend großes
Hals- oder Handtuch am Türgriff befestigen und beide Enden im
Untergriff festhalten. Oberkörper leicht nach hinten lehnen,
Arme dabei anspannen und gestreckt lassen

Ausführung:
In die Hocke gehen und Position kurz halten. Zurück in die
Grundposition und dabei die Spannung nicht verlieren

Dauer:
20 Wiederholungen, drei Durchgänge

Kräftigung

Level

Normale Kniebeuge mit Zusatzlast in beiden Händen

2

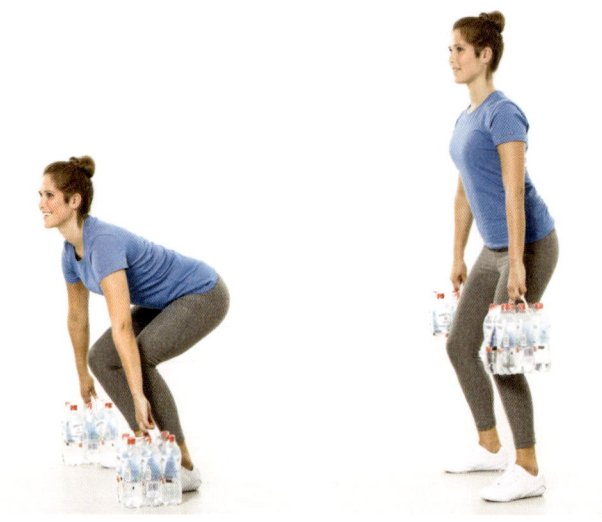

Grundposition:
Stabiler Stand, Beine hüftbreit auseinander, in die Hocke gehen und mit jeder Hand ein Zusatzgewicht, zum Beispiel ein Plastik-flaschen-Sixpack mit Henkel, greifen. Blick nach vorn-oben

Ausführung:
So weit aufrichten, bis die Flaschen auf der Höhe der Knie sind. Beine dabei nicht ganz durchstrecken. Arme durchgängig lang lassen, Rücken immer gerade halten, danach wieder absenken und zurück in die Grundposition

Dauer:
15 Wiederholungen, drei Durchgänge

Blickrichtung nach vorn-oben sichert die richtige – gerade gestreckte – Rückenhaltung!

Kräftigung

„Ausfallschritte" sind sozusagen die einfache Variante einer Ein-
beinkniebeuge (siehe S. 126–128) und eine gute Ergänzung. Sie
führen gleichzeitig auch zur Dehnung der Hüftbeuger:

Ausfallschritt mit Abstützen

Level

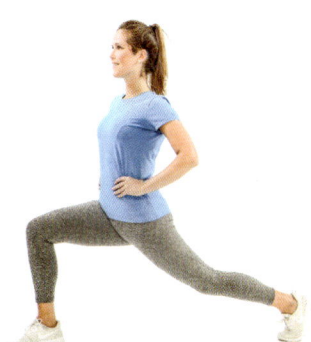

Grundposition:
Starker Ausfallschritt

Ausführung:
Ausfallschritt so stark wie
möglich ausführen, dabei das
hintere Bein gerade lassen und
auf den Zehen absetzen.
Das vordere Bein beugen,
Hände in die Hüften stemmen
und Rücken gerade halten

Dauer:
20 Ausfallschritte nach vorn
durchführen oder auf der Stelle
zehn Mal links und zehn Mal
rechts einen Schritt machen.
1 Minute Pause, dann den
zweiten Durchgang

1

Kräftigung

Level

Ausfallschritt mit kleinen Zusatzlasten

2

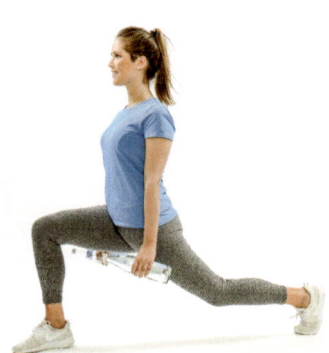

Grundposition:
Starker Ausfallschritt, in jeder Hand ein kleines Gewicht, zum Beispiel gefüllte Wasserflaschen

Ausführung:
Den Ausfallschritt so stark wie möglich ausführen und dabei das hintere Bein gerade lassen und auf den Zehen absetzen. Das vordere Bein beugen und die Arme mit den Gewichten nach unten hängen lassen. Rücken gerade halten

Dauer:
20 Ausfallschritte nach vorn durchführen oder auf der Stelle zehn Mal links und zehn Mal rechts einen Schritt machen.
1 Minute Pause, dann den zweiten Durchgang

Haltung – **Oberkörper soll aufrecht bleiben!** Die nach unten ziehenden Hände erleichtern die Selbstkontrolle der Haltung.

Kräftigung

Ausfallschritt mit schwerer Last auf dem Rücken

Level

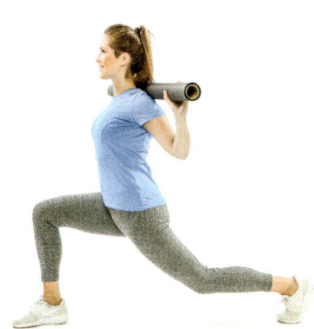

Grundposition:
Starker Ausfallschritt, auf dem Rücken eine schwere Last, zum Beispiel einen schweren Rucksack

Ausführung:
Den Ausfallschritt so stark wie möglich ausführen. Das Gewicht liegt dabei im Nacken oder hängt als Rucksack am Körper. Rücken gerade halten

Dauer:
20 Ausfallschritte nach vorn durchführen oder auf der Stelle zehn Mal links und zehn Mal rechts einen Schritt machen.
1 Minute Pause, dann den zweiten Durchgang

Haltung – bei einer Rucksackzusatzlast die Hände in die Hüften stemmen! Dabei aktiv darauf achten, dass der **Oberkörper gerade** bleibt.

Kräftigung

Sehr effektive Übungen für den Quadrizeps sind die folgenden „Einbeinkniebeugen". Egal in welcher Form, eignen sie sich hervorragend als Alltagsübungen, zum Beispiel beim Zähneputzen. Sie trainieren dann auch noch die Koordinationsfähigkeit, weil man zwei Bewegungen gleichzeitig durchführt.

Achten Sie bei allen Einbeinkniebeugen darauf, dass **Hüfte, Knie und Sprunggelenk auf einer Linie** sind und das Knie bei der Beugung nicht nach innen oder außen wegknickt!

Level

Hocker-Einbeinkniebeuge

1

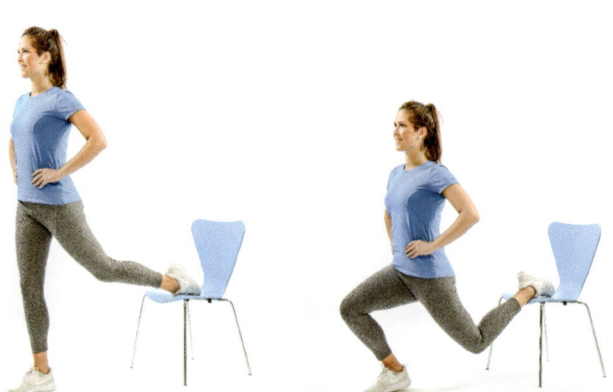

Grundposition:
Stabiler Stand, ein Fuß nach hinten auf einer Stuhlfläche abgelegt

Ausführung:
Standbein beugen und in die einbeinige Kniebeuge gehen – nicht mehr als bis 90°. Das Knie des hinteren, hochgelagerten Beins wird dabei Richtung Boden gesenkt. Danach zurück in die Grundposition

Dauer:
Acht bis zwölf Wiederholungen, dann Seite wechseln, drei Durchgänge pro Seite

Kräftigung

Wackel-Einbeinkniebeuge

Level

2

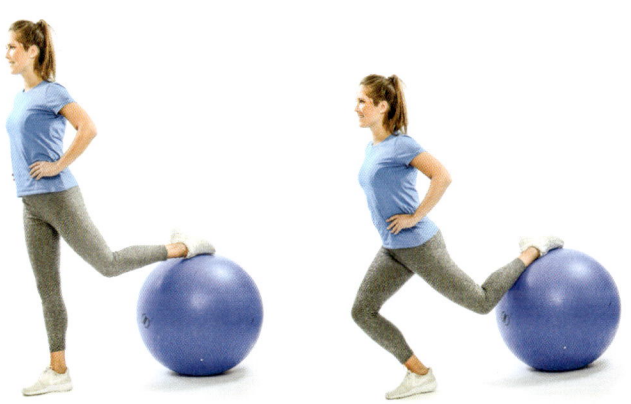

Grundposition:
Stabiler Stand, ein Fuß nach hinten auf einen Gymnastik-Sitzball, Polstersessel oder Stuhl mit weichem Kissen gelegt, Hände in die Hüften gestemmt

Ausführung:
Standbein beugen und in die einbeinige Kniebeuge gehen – nicht mehr als bis 90°. Das Knie des hinteren, hochgelagerten Beins wird dabei Richtung Boden gesenkt. Danach zurück in die Grundposition

Dauer:
Zehn Wiederholungen, dann Seite wechseln, zwei Durchgänge pro Seite

Kräftigung

Level

3

Kosaken-Einbeinkniebeuge

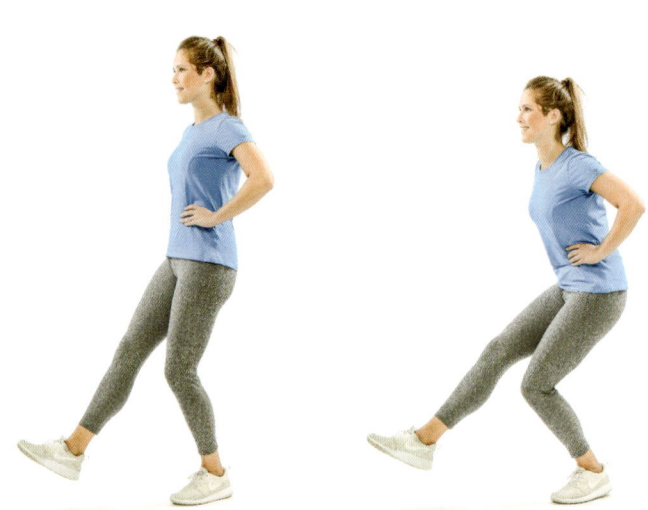

Grundposition:
Stabiler Stand, eventuell auf einer weichen Unterlage (zum Beispiel Kissen), ein Bein nach vorn gestreckt, Hände in den Hüften abgestützt

Ausführung:
Standbein so tief wie möglich beugen (Oberkörper kann leicht nach vorn gehen), dann zurück in die Grundposition, dabei gestrecktes Bein oben halten

Dauer:
Acht Wiederholungen, dann Seite wechseln, zwei Durchgänge pro Seite

Die Kosaken-Einbeinkniebeuge können Sie zum Beispiel auch **beim Zähneputzen** durchführen. Da kann man die von Zahnärzten empfohlenen 2 Minuten gleich sinnvoll zum Training der Oberschenkel- und Wadenmuskulatur nutzen. Achten Sie auch hier darauf, dass das gebeugte **Knie in einer Linie mit der Hüfte und dem Sprunggelenk** ist!

Dehnung

Der Quadrizeps kann gut gedehnt werden, wenn man das Knie beugt, dann einen Fuß am Knöchel greift und die Ferse in Richtung Gesäß zieht. Hier wird der Hüftbeuger (*Musculus iliopsoas*) immer mitgedehnt – eine sehr gute „Nebenwirkung", denn der Hüftbeuger hat es bei jedem Menschen dringend nötig, weil er wie der gerade Schenkelstrecker – der mittlere Teil des Quadrizeps – immer zur Verkürzung neigt.

Quadrizepsdehnung in Seitlage

Level

1

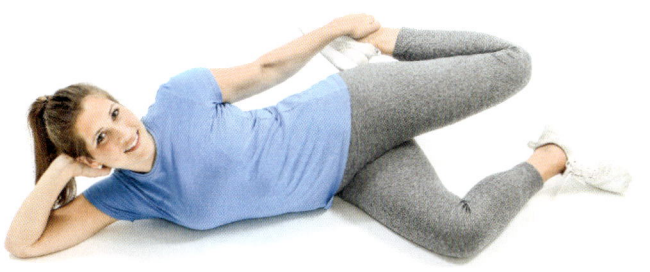

Grundposition:
Seitliche Liegeposition auf dem Boden, beide Knie angewinkelt

Ausführung:
Knöchel des oben liegenden Beins greifen und die Ferse in Richtung Gesäß ziehen, sodass das Knie nach hinten bewegt wird. So lange ziehen, bis eine Dehnung im vorderen Oberschenkel als Zugspannung zu spüren ist. Das Becken dabei vorschieben – nicht mit dem Po nach hinten ausweichen

Dauer:
10 Sekunden halten, dann Seite wechseln, zwei Wiederholungen pro Seite

Dehnung

Bei den folgenden Übungen wird auch der Hüftbeuger (*Musculus iliopsoas*) gedehnt.

Level   **Quadrizepsdehnung im Stehen**

2

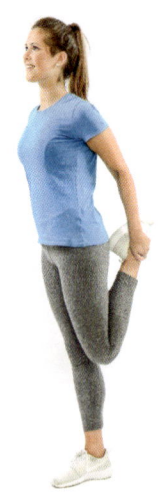

Grundposition:
Stabiler Stand

Ausführung:
Einen Fuß am Knöchel fassen und Ferse Richtung Gesäß ziehen. Die Knie sollten zusammenbleiben. Nun den Fuß weiter Richtung Gesäß ziehen, bis eine Dehnung im Oberschenkel zu spüren ist. Das Becken dabei vorschieben und nicht mit dem Po nach hinten ausweichen

Dauer:
10 Sekunden halten, dann Seite wechseln, zwei Wiederholungen pro Seite

Dehnung

Im Liegen wird ein unerwünschtes Ausweichen mit dem Po vermieden. Allerdings ist es so etwas unbequemer, ruhig zu atmen.

Quadrizepsdehnung in Bauchlage

Level

3

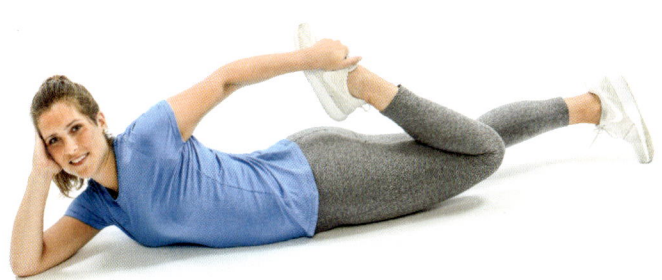

Grundposition:
Bauchlage auf dem Boden

Ausführung:
Ein Bein anwinkeln, den Knöchel fassen und mit der Hand den
Fuß Richtung Gesäß ziehen. Die Oberschenkel bleiben am
Boden, Knie bleiben möglichst zusammen. Den Kopf auf dem
freien Unterarm abstützen und den Kopf gerade entspannt halten. So lange ziehen, bis eine Dehnung entsteht. Das Becken
dabei vorschieben – nicht mit dem Po nach hinten ausweichen

Dauer:
10 Sekunden halten, dann Seite wechseln, zwei Wiederholungen
pro Seite

Da ein Teil des Quadrizeps sowohl über das Kniegelenk als
auch über das Hüftgelenk zieht, ist es wichtig, nicht nur den
Fuß ans Gesäß zu ziehen, sondern auch noch **aktiv die Hüfte
vorzustrecken**, sonst erreicht man nicht die Muskeln, die vornehmlich zur Verkürzung neigen.

Dehnung

In den folgenden beiden Übungen wird die Oberschenkelvorderseite mit betonter Hüftbeugerbeteiligung gedehnt.

Aufrechter Oberkörper! Die Last des minimal vorgeneigten Oberkörpers nimmt positiv Einfluss auf die Dehnung des Hüftbeugers (*Musculus iliopsoas*).

Level

Hüftbeugerdehnung Ausfallschritt-Kniestand

1

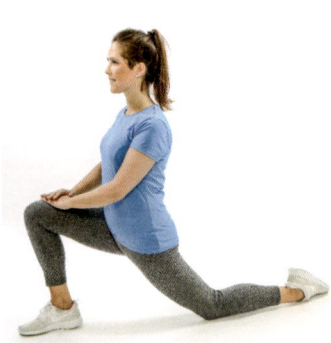

Grundposition:
Ausfallschritt so stark ausführen, dass das hintere Knie den Boden berührt, während das vordere gebeugt ist

Ausführung:
Die Hüfte möglichst weit nach vorn drücken und den Oberkörper dabei gerade lassen

Dauer:
10 Sekunden halten, dann Seite wechseln, zwei Wiederholungen pro Seite

Dehnung

Hüftbeugerdehnung Ausfallschritt mit Aufstützen

Level

2

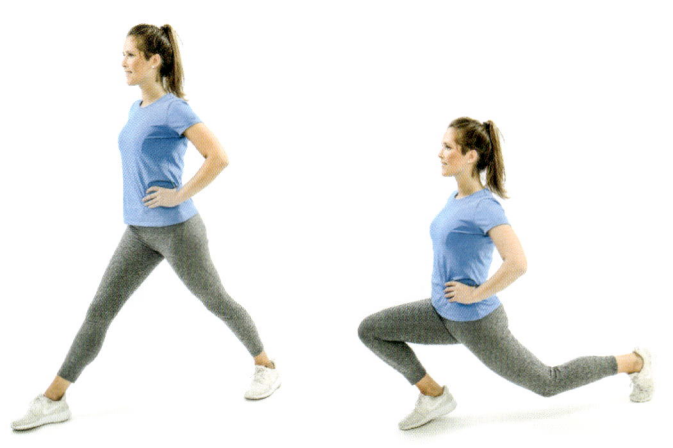

Grundposition:
Starker Ausfallschritt, Hände in die Hüften gestemmt

Ausführung:
Das vordere Knie beugen und das hintere Bein gerade durchstrecken. Der Ausfallschritt sollte möglichst groß sein. Dabei diesmal nicht mit dem Knie den Boden berühren. Die Hüfte dabei nach vorn drücken. Danach zurück in die Ausgangsposition

Dauer:
10 Sekunden halten, dann Seite wechseln, zwei Wiederholungen pro Seite

Fußmuskeln und Wade

Zuwendung für die Füße!

Unsere Füße sind meistens in Schuhen versteckt und erfahren nur in den seltensten Fällen die Zuwendung, die sie verdienen. Das komplexe knöcherne Skelett mit verschiedenen Fußwurzel-, Mittelfuß- und Zehenknochen wird über eine Vielzahl von Bändern und kleinen Muskeln stabilisiert, aber auch über den Zug der gelenkumfassenden Muskulatur zusammengehalten. Überlastungen der Strukturen des Fußes können zu verschiedensten Fußfehlstellungen führen. Viele Probleme lassen sich durch ein regelmäßiges Training der Fußmuskulatur lindern und sogar vermeiden.

Das Sprunggelenk wird stabilisiert durch Muskeln, die an der Außen- und der Innenseite der Wade entspringen und ihre Kraft mit langen Sehnen auf den Mittelfuß übertragen. Die stärkste Sehne ist die Achillessehne, die vom oberflächlichen Zwillingsmuskel und dem darunter liegenden Schollenmuskel gebildet wird. Aber auch die Sehnen der seitlichen Wadenmuskulatur sowie der vorderen Schienbeinmuskeln sind an der Stabilisierung des Sprunggelenks beteiligt. Die Beugung der Zehen wird über eine große Muskelgruppe realisiert, die von der Innenseite des Schienbeins entspringt. Auch hier haben Überlastungen der Muskeln die bekannten Probleme zur Folge: Es kommt zur Verhärtung und zum erhöhten Zug an den mit Knochenhaut überzogenen Aufhängepunkten, die sich in lästigen Schienbeinschmerzen äußern und nicht wenigen Menschen die Freude am Joggen verleiden können. Daher sind regelmäßige Dehn- und Kräftigungsübungen ein sinnvolles Instrument zur Prävention.

Defizite einer gestörten Fußstatik können den Allgemeinzustand des gesamten Körpers mehr beeinträchtigen, als man denkt. Häufige Fußfehlstellungen (Knick-, Senk-, Spreiz- und Plattfuß) lassen sich durch Fußmuskeltraining positiv beeinflussen. Einlagen sind dann nicht mehr notwendig. Wichtig sind hier vor allem die Zehenbeugermuskeln. Diese lassen sich mit einfachen Übungen gut trainieren. Eine aktive Unterstützung des Fußgewölbes durch Muskelzug ist meistens besser als die passive Gewölbeunterstützung durch eine Einlage.

Daneben sind auch Muskeln für den Alltag von Bedeutung, die durch einfaches „Füßedrehen" trainiert werden können. So lassen sich lästige Schienbeinschmerzen verhindern. Die dahinter steckenden Knochenhautreizungen (englisch *shin splint*) machen sonst jeden Schritt im Alltag zur Qual!

Fuß und Zehen

Kräftigung

Beim Raupengang sollen Sie durch Beugung der Zehen den Fuß nach vorn ziehen. Er kann in verschiedenen Varianten durchgeführt werden und ist eine gute Kräftigungsübung für die Zehen. Ganz leicht ist diese Krabbel-Bewegung, wenn im Sitzen ein Handtuch oder etwas Vergleichbares „eingesammelt" wird. Das gesamte Körpergewicht so über den Fußboden zu ziehen ist schon wirklich schwer. Als erleichternde Variante ist eine Gewichtsentlastung durch Aufstützen des Oberkörpers möglich, zum Beispiel auf dem Schreibtisch. Bei der „kriechenden Raupe" werden kurze und lange Zehenbeuger isoliert aktiviert: Die Fußsohle wird so mit dem Körpergewicht belastet, dass man sich mit den Zehen nach vorn ziehen kann.

Auch das Greifen von kleinen Gegenständen mit dem Fuß fördert die Zehenbeweglichkeit und feinmotorische Kräftigung.

Gehen im Sand hat für die Aktivierung der Fußmuskulatur eine nicht zu unterschätzende Wirkung. Durch den natürlichen Untergrund wird sie universell gefordert. Gehen im Sand ist kein systematisches Training. Aber es hat eine große Wirkung – das spürt man sogar als „Muskelkater", wenn man gleich hoch motiviert eine größere Wanderung unternimmt.

Das Gehen im Sand zielt nicht speziell auf eine Belastung der Fußheber oder auf eine Beanspruchung der Zehenbeuger: Es ist alles drin. Aus trainingsmethodischer Sicht ideal, weil man Zeit spart, wenn man mit einer „Übung" alles erreichen kann. Allerdings nur „alles" in puncto Kräftigung. Die auch nötige Dehnung muss dann später doch noch gemacht werden.

Kräftigung

Raupe im Sitzen

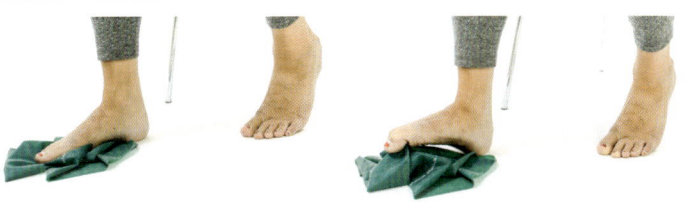

1

Grundposition:
Aufrechte Sitzposition auf einem Stuhl, einen Fuß barfuß auf ein Handtuch oder Ähnliches gestellt

Ausführung:
Die Zehen greifen das Handtuch und raffen es zusammen – wenn der Fuß nicht auf dem Handtuch wäre, würden die Zehen den Fuß raupenartig nach vorn ziehen.

Dauer:
10 Sekunden „greifen", dann Seite wechseln, ein bis zwei Wiederholungen pro Seite

Kräftigung

Bei der „Raupe" versuchen die Zehen, den „erleichterten" Körper durch Beugen der kurzen Fußmuskulatur raupenartig Stück für Stück nach vorn zu ziehen:

Level   **Raupe mit Entlastung**

2

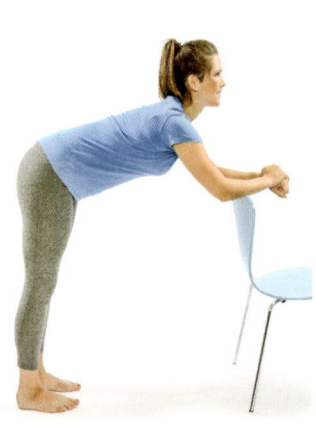

Grundposition:
Barfuß stehend an einem Tisch oder einer Stuhlkante abstützen, um das Körpergewicht für die Füße zu verringern

Ausführung:
10 Zentimeter nach vorn „krabbeln", dann die Füße zurücksetzen

Dauer:
Zwei Wiederholungen

Kräftigung

Wie die vorige Übung – jetzt aber viel schwerer, weil es keine Körpergewichtsentlastung durch Abstützen gibt:

Kriechende Raupe

Level

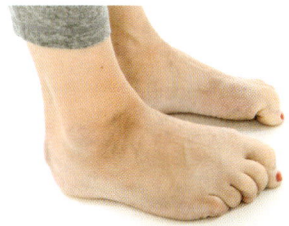

Grundposition:
Barfuß, stabiler Stand, Fußsohlen ganz auf dem Boden (möglichst Teppichboden)

Ausführung:
10 Zentimeter nach vorn „krabbeln", dann die Füße zurücksetzen

Dauer:
Zwei Wiederholungen

Kräftigung

Greifen von kleinen Gegenständen mit dem Fuß fördert die Zehenbeweglichkeit und feinmotorische Kräftigung:

Level   **Zehengreifen**

1

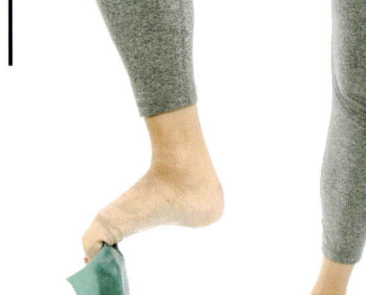

Grundposition:
Stabiler Stand

Ausführung:
Einen kleinen, gut greifbaren Gegenstand (zum Beispiel Stein, Garnrolle, Radiergummi) auf den Boden legen. Den Gegenstand mit den Zehen greifen und rechts oder links ablegen. Dann wieder greifen und an den Ursprungsplatz zurücklegen

Dauer:
Zehn Mal greifen und umlagern, dann Seite wechseln, ein Durchgang

Kräftigung

Gummiband Zehenspreizen

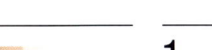

Level

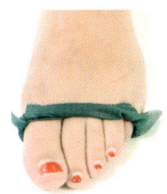 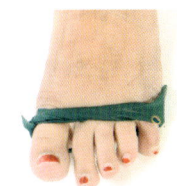

Grundposition:
Sitzposition auf einem Stuhl, straffes Gummiband oder Haar-
gummi um die Zehen gelegt

Ausführung:
Zehen spreizen und Position kurz halten, dann zurück in die
Ausgangsposition

Dauer:
10 Sekunden halten, drei Wiederholungen pro Seite

Verlieren Sie nicht den Mut! Diese ungewohnte Übung kann
anfangs möglicherweise **Koordinationsprobleme** bereiten.

Dehnung

Level   **Zehenbeugerdehnung an der Wand**

1

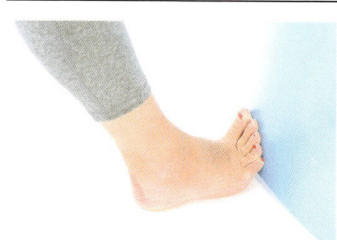

Grundposition:
Stabiler Stand vor einer Wand

Ausführung:
Fuß mit den Zehen und Ballen
gegen eine Wand stemmen,
die Zehen dabei überstrecken
(Dehnung in der Fußsohle).
Der restliche Fuß ruht dabei
ganz normal auf dem Boden.
Den Winkel zwischen Zehen
und Fußsohle so weit wie
möglich vergrößern

Dauer:
20 Sekunden halten, dann
Seite wechseln, zwei Wiederholungen pro Seite

Dehnung

Zehenbeugerdehnung aus dem Kniestand

Level

2

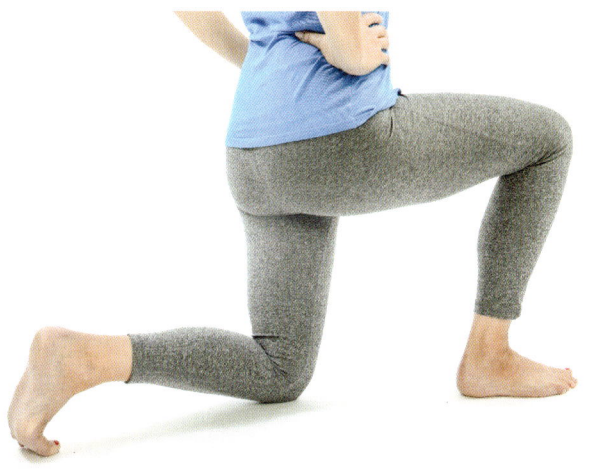

Grundposition:
Einbeinkniestand

Ausführung:
Auf einem Bein knien und die Zehen dabei so aufstellen, dass eine Dehnung der entspannten Zehenbeuger (Fußsohle) entsteht

Dauer:
20 Sekunden halten, dann Seite wechseln, zwei Wiederholungen pro Seite

Dehnung

Geht auch mit Schuhen:

Level   **Zehenbeugerdehnung aus dem Liegestütz**

3

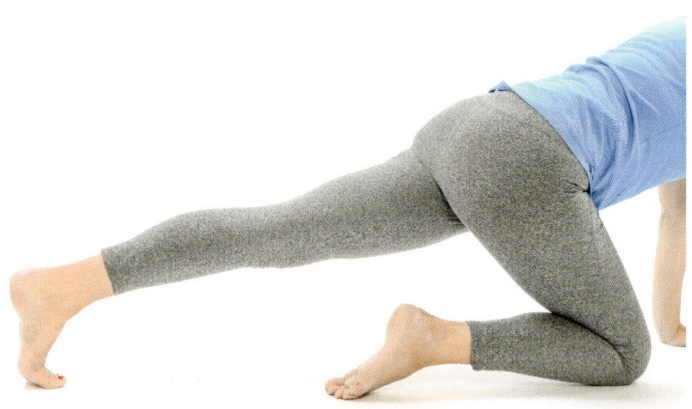

Grundposition:
Liegestützposition, ein Knie anziehen

Ausführung:
Das Gewicht lastet nur auf einem Fuß, der Fuß wird so aufge-
setzt, dass die entspannten Zehenbeuger (Fußsohle) gedehnt
werden.

Dauer:
20 Sekunden halten, dann Seite wechseln, zwei Wiederholungen
pro Seite

Dehnung

Für den Alltag – sieht im Büro aber vielleicht etwas komisch aus:

Zehen im Sitzen mit den Händen überstrecken

Level

1

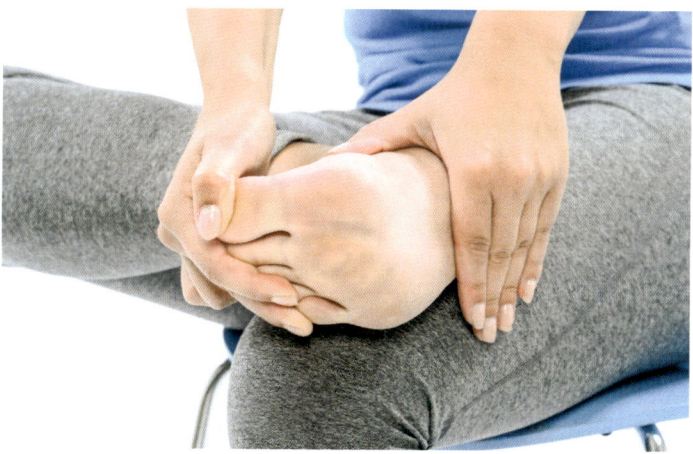

Grundposition:
Sitzposition, rechter Fuß auf das linke Knie gelegt, ungefähr auf Höhe des Knöchels

Ausführung:
Mit den Händen die Zehen überstrecken (Fußsohlendehnung)

Dauer:
20 Sekunden halten, dann Seite wechseln, zwei Wiederholungen pro Seite

Wade

Gehen und Laufen sind alltägliche Beanspruchungen. Die Wadenmuskulatur ist dabei ganz wesentlich beteiligt. Die Wadenmus-
keln – an der Rückseite des Unterschenkels – sorgen dafür, dass
der Fuß im Sprunggelenk gestreckt wird. Durch die Bewegung
wird bei jedem Schritt die sogenannte Muskelpumpe aktiviert, die
den Blutrückstrom aus den Beinen zum Herzen unterstützt. Wenn
sich durch langes Stehen das Blut in den Beinen staut, tritt Flüs-
sigkeit in das Gewebe der Unterschenkel und Füße aus („dicke
Beine"). Längerfristig führt eine solche Stauung auch zur Bildung
von Krampfadern. Muskeltraining für die Wade ist also wichtig zur
Unterstützung des Kreislaufs und beugt Krampfadern und Stau-
ungen in den Beinen vor.

Kräftigung

Übungen für die Wade sind sehr einfach zu organisieren. Das Körpergewicht reicht als Widerstand immer aus.

Kräftigung

Wadenheber beidbeinig   Level

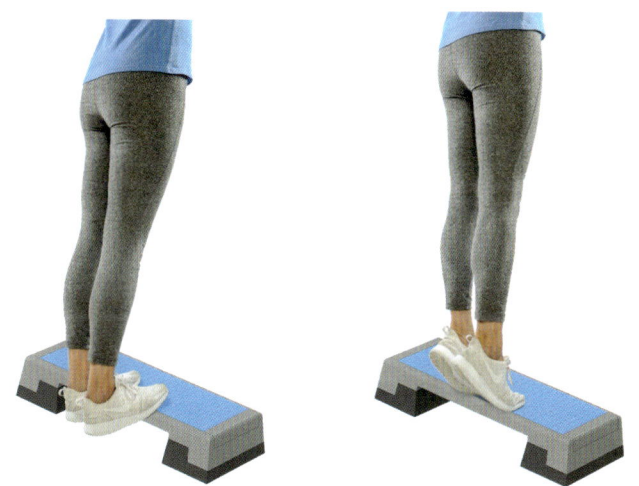

1

Grundposition:
Stabiler Stand mit beiden Fußballen auf der Kante einer Erhöhung
(Treppenstufe, Aerobic-Stepper, Türschwelle oder Ähnliches)

Ausführung:
Aus dem Stand die Waden anspannen, sodass die Fersen langsam angehoben werden – so weit wie möglich. Position kurz halten und wieder in die Ausgangsposition absenken

Dauer:
20 Wiederholungen, drei Durchgänge

Da man nur auf den Fußballen steht, muss der Stand gut aus-
balanciert werden. Wenn es keine Möglichkeit für eine Erhöhung gibt, kann die Übung **auch auf ebenem Boden** ausgeführt werden.

Dehnung

Der Wadenmuskel besteht aus den beiden Köpfen des oberflächlichen Zwillingsmuskels und dem darunter liegenden Schollenmuskel. Für die Dehnung der Zwillingsmuskeln muss das zu dehnende Bein im Knie durchgestreckt sein – dabei wird dann der Fuß
gebeugt, also: Fußrücken nähert sich dem Schienbein, zum Beispiel durch Fersenabsenken. Damit der tief liegende Schollenmuskel optimal gedehnt wird, muss der Fuß ebenfalls gebeugt werden,
das zu dehnende Bein darf jedoch nicht durchgestreckt sein, sondern soll einen kleinen Kniewinkel haben.

Alle gezeigten Varianten zur Wadendehnung können auch auf
dem **Weg zur Arbeit** eingestreut werden, zum Beispiel beim
Warten an der Ampel.

Wer hohe Absätze trägt, hat einen guten Grund, diese Dehnübungen extra häufig zu machen. Trägerinnen von **High Heels**
haben häufig eine Verkürzung der Wadenmuskulatur und damit
einhergehend Reizungen der Achillessehnen.

Dehnung

Für den oberflächlichen Zwillingsmuskel:

Wadendehnung durch Fersenabsenken

Level

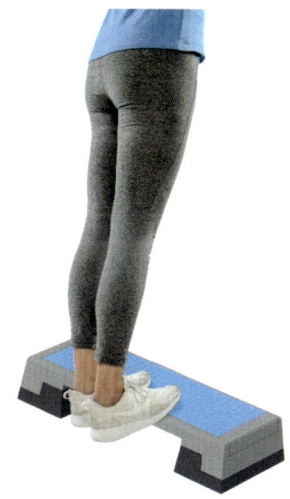

Grundposition:
Aufrechter beidbeiniger Stand auf einer Stufe (Treppenstufe, Aerobic-Stepper, Türschwelle oder Ähnliches)

Ausführung:
Mit den Beinen so weit zurücktreten, dass gerade noch der Vorfuß auf der Stufe Halt hat, dann mit durchgestrecktem Knie die Fersen nach unten drücken und mit dem Körper leicht nach vorn neigen (bis zur Zugspannung in der Wade)

Dauer:
15–20 Sekunden halten, drei Wiederholungen

1

Dehnung

Für den tiefer liegenden Schollenmuskel:

Level   **Wadendehnung mit gestrecktem Bein**

3

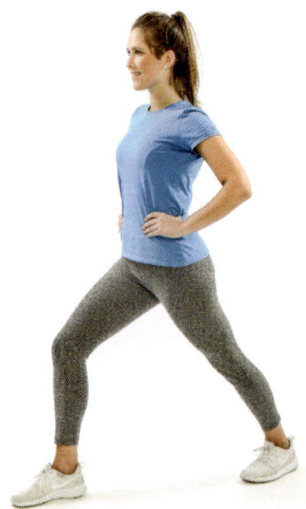

Grundposition:
Kleine Schrittstellung, beide
Fußsohlen am Boden

Ausführung:
Nach hinten ausgestelltes Bein
maximal durchstrecken, Körper
leicht nach vorn neigen und die
Ferse aktiv nach hinten-unten
drücken

Dauer:
Position 15–20 Sekunden
halten, dann Seite wechseln,
drei Wiederholungen pro Seite

Fußaufsatz betont flach – **Ferse nicht vom Boden abheben!**
Bein und Hüfte gestreckt. Durch Verlagerung des Oberkörpers
nach vorn wird der „Zug an der Wade" erzeugt.

Dehnung

Wadendehnung mit eingeknicktem Bein

Level

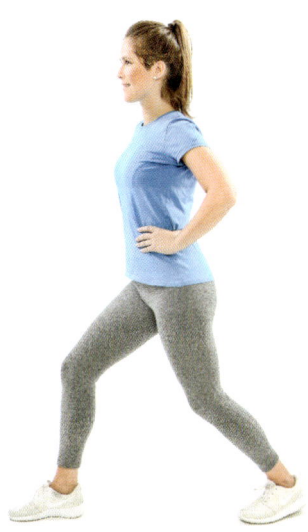

2

Grundposition:
Kleine Schrittstellung, beide Fußsohlen am Boden

Ausführung:
Nach hinten ausgestelltes Bein leicht einknicken, Körper leicht nach vorn neigen und das hintere Knie nach vorn schieben, sodass sich Fußrücken und Schienbein annähern, dabei die Ferse aktiv nach hinten-unten drücken

Dauer:
Position 15–20 Sekunden halten, dann Seite wechseln, drei Wiederholungen pro Seite

Fußheber – vorderer Unterschenkel

An der vorderen Seite des Unterschenkels – vor allem an der Außenseite der Schienbeinkante – liegen Muskeln, die als Gegenspieler (Antagonisten) oder Unterstützer (Synergisten) der Wade fungieren und wichtig für eine harmonische Balance der Unterschenkelfunktion sind. Vom Fitnessgedanken kommend sollten diese Muskeln nicht vergessen werden. Obwohl sich kaum einer dieser Muskeln bewusst ist, merkt man, dass sie da sind, wenn man zum Beispiel neue Schuhe mit einem ungewohnten Absatz einläuft. Man kann vorn außen am Schienbein Muskelkater bekommen, der einen jeden Schritt spüren lässt.

Kräftigung

Level   **Heben des Fußes im Stand**

1

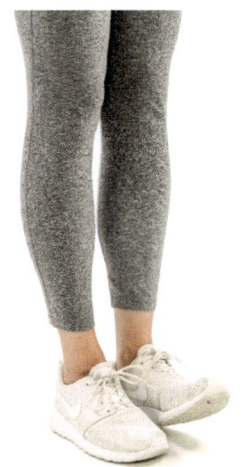

Grundposition:
Stabiler Stand

Ausführung:
Zehen des linken Fußes so weit wie möglich nach oben ziehen, sodass sich die Ballen vom Boden entfernen, die Ferse am Boden lassen

Dauer:
20 Sekunden halten, dann Seite wechseln, zwei bis drei Wiederholungen pro Seite

Kräftigung

Fuß hoch – Thera-Band

Level

2

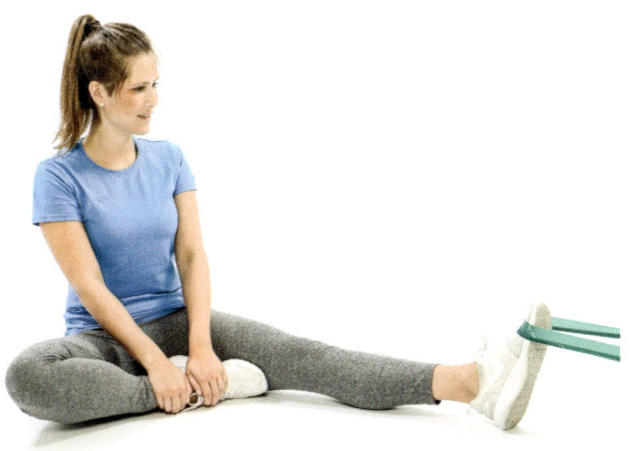

Grundposition:

Sitzposition auf dem Boden, Thera-Band zum Beispiel an einem Tischbein so befestigen, dass sich eine Schlaufe bildet, Schlaufe um den linken Vorderfuß legen

Ausführung:

Vorderfuß mit der Schlaufe in Richtung Körper ziehen, sodass der vordere Unterschenkel beansprucht wird

Dauer:

10–20 Sekunden halten, dann Seite wechseln, zwei bis drei Wiederholungen pro Seite

Dehnung

Level   **Fußsitz**

1

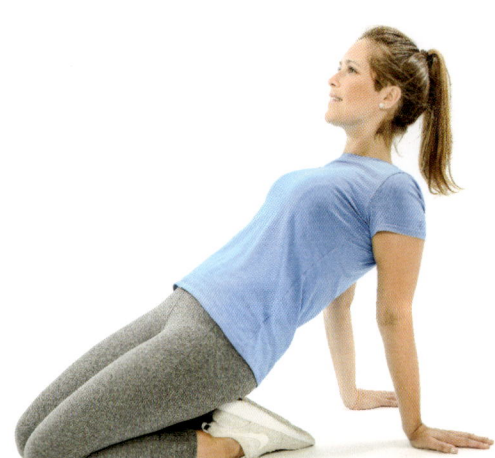

Grundposition:
Zur Dehnung der Muskeln am Schienbein kann man sich ein-fach so auf den Boden setzen, dass man auf den Waden und Füßen sitzt, Füße gestreckt, das heißt: Fußrücken zeigt zum Boden.

Ausführung:
Körpergewicht nach hinten verlagern, dadurch Zugspannung am Fußrücken und am vorderen Unterschenkel

Dauer:
10–20 Sekunden halten, zwei bis drei Wiederholungen

Bei **Beschwerden im Fußgelenk** – kann vorkommen, wenn man so auf den gestreckten Füßen sitzt – diese Übung nicht machen!

Dehnung

Zur Dehnung der Muskeln am Schienbein kann man alternativ einfach die Übungen machen, die weiter oben (S. 130–131) auch zur Dehnung des vorderen Oberschenkels empfohlen wurden.

Fußzug

Level

2

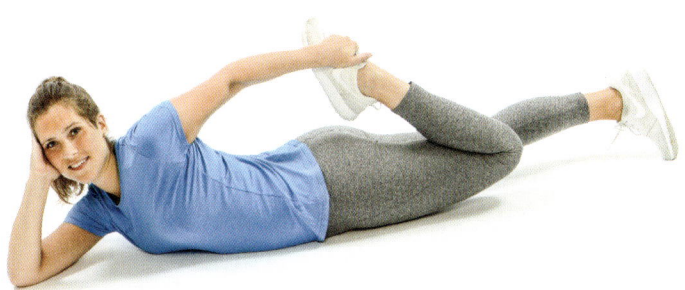

Grundposition:
Bauchlage auf dem Boden

Ausführung:
Wie Oberschenkeldehnung: Eine Hand greift den Fuß – hier nicht den Knöchel – und zieht die Ferse in Richtung Gesäß.

Dauer:
10 Sekunden halten, dann Seite wechseln, zwei Wiederholungen pro Seite

Alternativ: Fußzug im Stehen (Ausführung wie „Quadrizepsdehnung im Stehen" auf Seite 130)

Fünf Minimal-programme für unterschiedliche Zielgruppen

Zum Schluss möchten wir Ihnen fünf ausgewählte Minimalprogramme für unterschiedliche Zielgruppen vorstellen. Sie enthalten jeweils fünf Übungen, die Sie einmal täglich durchführen sollten, um die für Sie optimalen Effekte mit minimalem Aufwand zu erreichen. Alle Minimalprogramme haben zusätzlich Platz für ein „Freilos" – Ihre persönliche Lieblingsübung.

Programm

Fitness im Alltag – über den Tag verteilt
Das Programm zeigt, wie man Fitnessübungen in den Tagesablauf einbinden kann, morgens zuhause, auf dem Arbeitsweg und im Büro. Auf dieser Basis kann man aufbauen, wenn man dann nach Feierabend ein weiteres Programm (wie Programm 2) absolviert.

1

Einsteiger
Das Programm ist für Einsteiger ohne spezielle gesundheitliche Problematik gedacht und so konzipiert, dass man auch als Einsteiger Lust hat, sich mindestens 5 Minuten damit zu beschäftigen: drei Übungen zur Kräftigung und zwei aus dem Bereich Dehnung.

2

Einsteiger mit Rückenproblematik
Dieses Übungsangebot für Einsteiger – ebenfalls 5 Minuten am Tag – richtet sich speziell an Rückenschmerzbetroffene. Achtung: Rückenorientierte Fitnessübungen können keine Abklärung durch einen Arzt ersetzen!

3

Einsteiger 55+
Bei diesem Programm für „Späteinsteiger" werden mögliche sensible Schwachstellen berücksichtigt, die angemessen gefordert werden sollten; vermieden werden potenzielle Schädigungsgefahren aufgrund der vorbelasteten Orthopädie.

4

Fortgeschrittene
Das Programm richtet sich an Fortgeschrittene, die ihr früheres Fitnessprogramm auf die Wohnung verlagern wollen. Sie können sich auch mehr als 5 Minuten zumuten – mehr Übungen, mehr Serien und schwerere Varianten. Für Fortgeschrittene sind neben der Lieblingsübung natürlich auch noch andere Übungen möglich – dann wird das Programm eben etwas länger!

5

Kräftigung Fußmuskeln

Kräftigung Wade

Programm

1

Raupe mit Entlastung

Wadenheber beidbeinig

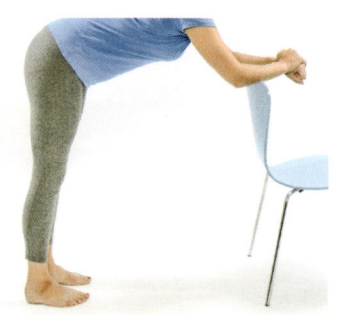
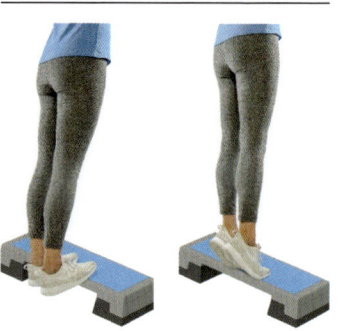

Gleich nach dem Aufstehen – an der Bettkante, am Waschbecken oder am Frühstückstisch ...

Grundposition:
Barfuß stehend auf einen Tisch oder einer Stuhlkante abstützen, um das Körpergewicht für die Füße zu verringern

Ausführung:
10 Zentimeter nach vorn „krabbeln", dann die Füße zurücksetzen

Dauer:
Zwei Wiederholungen

Level: 2

Beim Zähneputzen, beim Warten an der roten Ampel ...

Grundposition:
Stabiler Stand mit beiden Fußballen auf der Kante einer Erhöhung (Treppenstufe, Aerobic-Stepper, Türschwelle oder Ähnliches)

Ausführung:
Aus dem Stand die Waden anspannen, sodass die Fersen langsam angehoben werden – so weit wie möglich. Position kurz halten und wieder in die Ausgangsposition absenken

Dauer:
20 Wiederholungen, drei Durchgänge

> Wenn es keine Möglichkeit für eine Erhöhung gibt, kann die Übung **auch auf ebenem Boden** ausgeführt werden.

Level: 1

| **Dehnung**
Brustwirbelsäule | **Kräftigung**
Schulter, Rücken,
Po, Oberschenkel | |

| Katzenbuckel im Sitzen | Schräge Hängekniebeuge | Programm |

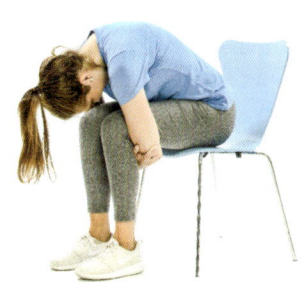 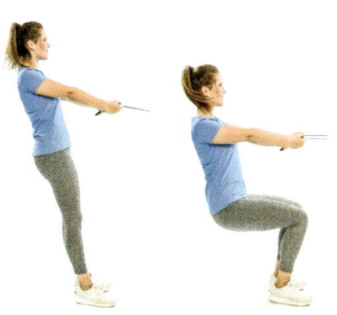

1

Im Büro ...

Grundposition:
Sitzposition auf einem Stuhl

Ausführung:
Mit den Händen die Oberschenkel umschließen, Kinn einziehen und den oberen Rücken maximal zur Decke schieben. Diese Position mehrmals auflösen und wieder einnehmen

Dauer:
5 Sekunden halten, zwei bis drei Wiederholungen

Level: 2

Im Büro einfach zwischendurch mal aufstehen ...

Grundposition:
Stabiler Stand vor einer geöffneten Tür, ausreichend großes Hals- oder Handtuch am Türgriff befestigen und beide Enden im Untergriff festhalten. Oberkörper leicht nach hinten lehnen, Arme dabei anspannen und gestreckt lassen

Ausführung:
In die Hocke gehen und Position kurz halten. Zurück in die Grundposition und dabei die Spannung nicht verlieren

Dauer:
20 Wiederholungen, drei Durchgänge

Level: 1

**Dehnung
tiefe Becken- und
Gesäßmuskeln**

Programm   **Fakir im Sitzen**   **... und Ihre Lieblingsübung**

1

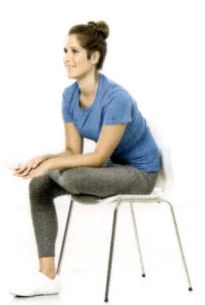

Zum Beispiel ...

- Kräftigung oberer Rücken:
  Ruderzug – schräg-hängend
  (Level 2)
  Seite 41

- Kräftigung Armbeugung:
  Bizeps statisch-haltend
  beidarmig (Level 1)
  Seite 53

Im Büro ... das geht sogar
beim Telefonieren ...

- Kräftigung Armstreckung:
  Einarmiges Trizepsdrücken
  statisch (Level 1)
  Seite 59

Grundposition:
Sitzposition auf einem Stuhl

Ausführung:
Das linke Bein beugen und
den Unterschenkel oder Knöchel auf dem rechten Bein
ablegen. Mit den Ellenbogen
oder Händen das Knie des
gebeugten Beins nach unten
drücken, dabei entspannt
weiteratmen

- Kräftigung Oberschenkel-
  innenseite:
  Adduktorenpresse (Level 1)
  Seite 115

Weitere Alltagsaktivitäten
sollten in den Tagesablauf
integriert werden, ohne
dass sie als Fitnessübungen
im engeren Sinne „gezählt"
werden sollten. Dazu zwei
Beispiele auf der gegenüber-
liegenden Seite!

Dauer:
10 Sekunden halten, dann
Seite wechseln, zwei Wiederholungen pro Seite

Level: 1

... und noch mehr Alltagsaktivitäten

Treppensteigen mit Ausfallschritt

Brustmuskeldehnung in der Tür

Programm

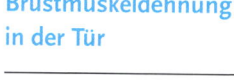

1

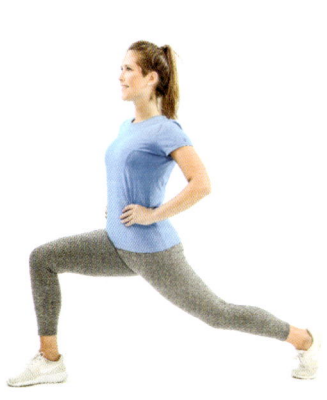

Ein sehr gutes „Alltags-Fitnesstraining" ist Treppensteigen statt Fahrstuhlfahren, eventuell mit Riesenschritten – also als Ausfallschritte ...

Beim Warten auf den Fahrstuhl kann am Türrahmen die Brustmuskulatur gedehnt werden ...

Grundposition:
Schrittstellung an einem Türrahmen

Ausführung:
Mit der linken Hand an den Rahmen fassen, sodass der Arm nicht ganz gestreckt ist. Oberkörper leicht nach vorn neigen und vom Türrahmen weg nach rechts drehen, sodass eine Zugspannung im Brustmuskel erzeugt wird

Dauer:
10–15 Sekunden halten, Seite wechseln. Wiederholen, bis der Fahrstuhl kommt

**Kräftigung
Schulter und Trizeps
mit Rumpfstabilisation**

**Kräftigung
Fußmuskulatur**

Programm

Rückwärtsstütz

Zehengreifen

2

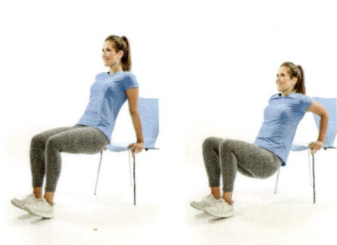

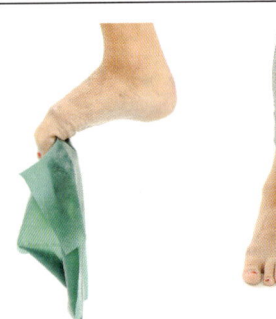

Grundposition:
Zunächst normale Sitzposition, Hände seitlich am Rand der Sitzfläche abstützen. Dann Füße weit vor dem Stuhl auf den Fersen aufsetzen und den ganzen Körper nach vorn schieben, sodass das Körpergewicht auf den gestreckten Armen lastet

Grundposition:
Stabiler Stand

Ausführung:
Einen kleinen, gut greifbaren Gegenstand (zum Beispiel Stein, Garnrolle, Radiergummi) auf den Boden legen. Den Gegenstand mit den Zehen greifen und rechts oder links ablegen. Dann wieder greifen und an den Ursprungsplatz zurücklegen

Ausführung:
Körper vor dem Stuhl sanft absenken, indem die Arme im Ellenbogen einknicken (bis etwa 90°-Winkel). Die Last hängt jetzt an den Armstreckmuskeln (Trizeps) und wird dort gehalten.

Dauer:
Zehn Mal greifen und umlagern, dann Seite wechseln, ein Durchgang

Level: 1

Dauer:
10–30 Sekunden halten, zwei bis drei Wiederholungen

Level: 1

Achten Sie darauf, dass der **Stuhl nach hinten gesichert** ist und nicht wegrutschen kann!

Dehnung	**Kräftigung**
Wirbelsäule seitlich	**Schulter, Rücken,**
	Po, Oberschenkel

Übergriff-Seitneigen   Ausstoßen   Programm

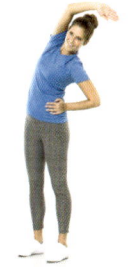 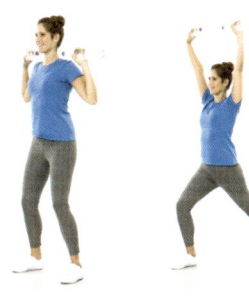

2

Grundposition:
Stabiler Stand, Füße hüftbreit
auseinander

Ausführung:
Die linke Hand an der Hüfte
abstützen. Den rechten Arm
so weit wie möglich über den
Kopf nach links strecken, bis
eine Dehnung auf der rechten
Seite des Oberkörpers zu
spüren ist. Den Kopf dabei
leicht nach links neigen

Dauer:
5–10 Sekunden die Zugspannung halten, dann Seite wechseln, zwei bis drei Wiederholungen pro Seite

Level: 1

Grundposition:
Stabiler Stand, in jeder Hand
eine Wasserflasche

Ausführung:
Arme mit den Flaschen nach
oben stoßen und dabei gleichzeitig in einen Ausfallschritt
wechseln (ein Bein mit möglichst hoher Geschwindigkeit
nach hinten ausstellen), sodass Sie mit einem gebeugten
und einem gestreckten Bein
stehen. Dann mit ruhiger
Bewegungsgeschwindigkeit in
die Grundposition zurück-
kehren, dabei zeitgleich die
Arme absenken

Dauer:
Zwölf bis 24 Wiederholungen,
rechts und links immer abwechselnd (also sechs bis zwölf
Wiederholungen pro Seite)

Level: 3

Dehnung
Oberschenkelvorderseite

Programm   Quadrizepsdehnung im Stehen   ... und Ihre Lieblingsübung

2

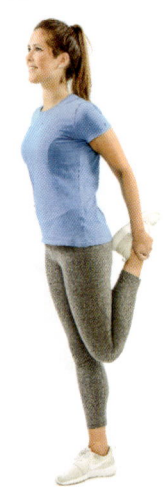

Zum Beispiel ...

- Kräftigung Schulter-Nacken:
  Seitheben vorgeneigt (Level 1)
  Seite 28

- Kräftigung Oberschenkel-
  vorderseite:
  Ausfallschritt mit Abstützen
  (Level 1)
  Seite 123

- Kräftigung unterer und oberer
  Rücken:
  Kniestand – Vorneigen mit
  Rotation (Level 3)
  Seite 73

- Dehnung unterer und oberer
  Rücken:
  Katzenbuckel im Stehen
  (Level 1)
  Seite 77

Grundposition:
Stabiler Stand

Ausführung:
Einen Fuß am Knöchel fassen
und Ferse Richtung Gesäß
ziehen. Die Knie sollten
zusammenbleiben. Nun den
Fuß weiter Richtung Gesäß
ziehen, bis eine Dehnung im
Oberschenkel zu spüren ist.
Das Becken dabei vorschieben und nicht mit dem Po
nach hinten ausweichen

Dauer:
10 Sekunden halten, dann
Seite wechseln, zwei Wiederholungen pro Seite

Level: 2

Kräftigung
Oberschenkelvorderseite

Ausfallschritt mit kleinen Zusatzlasten

Kräftigung
unterer Rücken

Aufrollen-Strecken aus dem Vierfüßlerstand

Programm

3

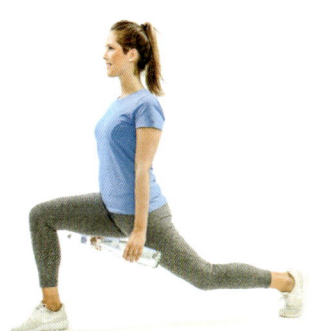
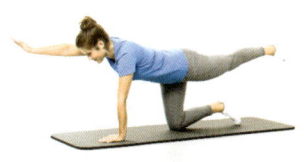
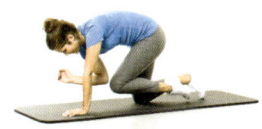

Grundposition:
Starker Ausfallschritt, in jeder Hand ein kleines Gewicht, zum Beispiel gefüllte Wasserflaschen

Ausführung:
Den Ausfallschritt so stark wie möglich ausführen und dabei das hintere Bein gerade lassen und auf den Zehen absetzen. Das vordere Bein beugen und die Arme mit den Gewichten nach unten hängen lassen. Rücken gerade halten

Dauer:
20 Ausfallschritte nach vorn durchführen oder auf der Stelle zehn Mal links und zehn Mal rechts einen Schritt machen. 1 Minute Pause, dann den zweiten Durchgang

Level: 2

Grundposition:
Vierfüßlerstand – eine Linie von Rücken und Kopf, Blick zum Boden, Nabel leicht nach innen gezogen (siehe Abbildung Seite 91)

Ausführung:
Linkes Bein nach hinten und rechten Arm nach vorn strecken. Position kurz halten, dann Knie und Ellenbogen unter dem Körper zusammenführen. Beim nächsten Bewegungszyklus jeweils andere Hand und anderen Fuß strecken

Dauer:
Zehn bis 20 Wiederholungen pro Seite, rechts und links immer im Wechsel

Level: 1

Dehnung
Muskulatur zwischen den
Schulterblättern

Kräftigung
Bauch mit Rumpfstabilisation

Ellenbogenstütz auf
Programm   **Armhebelzug am Schulterblatt**   **Gymnastik-Sitzball (schräg)**

3

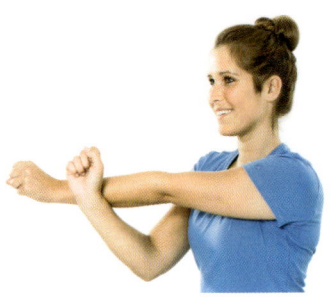
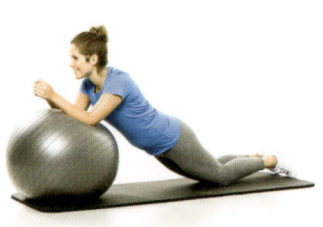

Grundposition:
Stabiler Stand oder aufrechte
Sitzhaltung, Hände zur Faust
geschlossen

Grundposition:
Kniestand vor Gymnastik-
Sitzball, gepolstertem Sessel
oder Hocker

Ausführung:
Linken Arm nach vorn strecken, mit dem rechten Arm
den ausgestreckten Arm vorsichtig Richtung Körper ziehen

Ausführung:
Unterarme auf Gymnastik-
Sitzball abstützen, Oberkörper
stark nach vorn neigen
(großer Winkel)

Dauer:
5–10 Sekunden die Zugspannung halten, Seite wechseln,
zwei bis drei Wiederholungen
pro Seite

Dauer:
10–20 Sekunden halten, zwei
bis drei Wiederholungen

Level: 1

Ausgestreckter Arm muss
stabil gestreckt bleiben,
damit der Zug auf die das
Schulterblatt fixierenden
Muskeln (Rautenmuskeln,
Trapezmuskel) wirken kann.

**Dehnung
tiefe Becken- und
Gesäßmuskeln**

Oberkörpertwist im Sitz

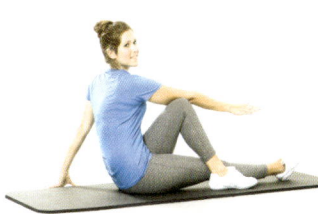

Grundposition:
Sitzposition auf dem Boden,
rechtes Bein gestreckt, linkes
Bein über Kreuz darüber aufgestellt, Fußsohle am Boden

Ausführung (siehe S. 111):
Rechten Arm ausstrecken,
Ellenbogen an die Außenseite
des linken Knies legen. Mit
dem Arm das Knie über die
Körpermitte schieben, bis an
der Außenseite des Beckens
und im Oberschenkel ein Zug-
schmerz entsteht. Der Oberkörper wird verdreht (Twist),
Blick in die Ferne in Drehrichtung! Zugspannung aushalten
und weiteratmen

Dauer:
10 Sekunden halten, dann
zurück in die Ausgangsposition, Seite wechseln, zwei
Wiederholungen pro Seite

Level: 2

... und Ihre Lieblingsübung

Zum Beispiel ...

- Kräftigung Oberschenkel-
  vorderseite:
  Hocker-Einbeinkniebeuge
  (Level 1)
  Seite 126

- Kräftigung Oberschenkel-
  rückseite:
  Gestreckte Brücke in Rücken-
  lage mit Gymnastik-Sitzball
  (Level 1)
  Seite 97

- Dehnung Oberschenkel-
  außenseite:
  Fakir im Liegen (Level 2)
  Seite 113

- Dehnung Oberschenkelrück-/
  -innenseite und Rücken:
  Vorgebeugte Grätsche
  (Level 3)
  Seite 119

Programm

**Kräftigung
Brustmuskulatur und
oberer Rücken**

**Kräftigung
Wade**

Programm

Knieliegestütz

Wadenheber beidbeinig

4

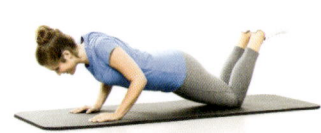

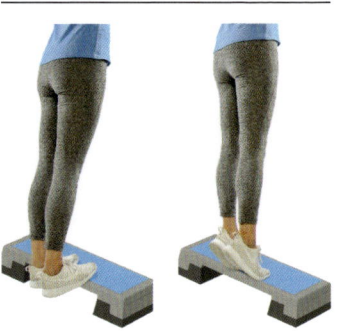

Grundposition:
Hände schulterbreit auf dem
Boden, Beine nebeneinander
auf den Knien und Füße nach
oben

Grundposition:
Stabiler Stand mit beiden
Fußballen auf der Kante einer
Erhöhung (Treppenstufe,
Aerobic-Stepper, Türschwelle
oder Ähnliches)

Ausführung:
Oberkörper bis kurz vor dem
Boden nach unten senken,
dann wieder nach oben drücken. Ellenbogen nicht ganz
durchstrecken und Rücken
gerade lassen

Ausführung:
Aus dem Stand die Waden
anspannen, sodass die Fersen
langsam angehoben werden –
so weit wie möglich. Position
kurz halten und wieder in die
Ausgangsposition absenken

Dauer:
Zehn bis 15 Wiederholungen

Dauer:
20 Wiederholungen, drei
Durchgänge

Level: 2

Level: 1

Wenn es keine Möglichkeit
für eine Erhöhung gibt, kann
die Übung **auch auf ebenem
Boden** ausgeführt werden.

Dehnung	Kräftigung
Nacken	**Rücken, Po, Oberschenkel**

| Kinn auf die Brust – Halszug nach vorn | Normale Kniebeuge mit Zusatzlast in beiden Händen | Programm |

4

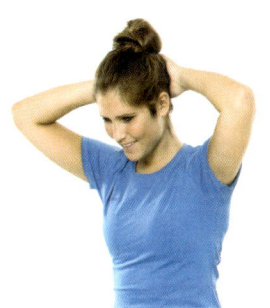 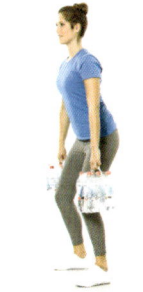

Grundposition:
Stabiler Stand oder aufrechte Sitzposition

Ausführung:
Hinterkopf mit beiden Händen umfassen, Kopf leicht nach vorn ziehen

Dauer:
5–10 Sekunden die Zugspannung halten, zwei bis drei Wiederholungen

Level: 3

Grundposition:
Stabiler Stand, Beine hüftbreit auseinander, in die Hocke gehen und mit jeder Hand ein Zusatzgewicht, zum Beispiel ein Plastikflaschen-Sixpack mit Henkel, greifen. Blick nach vorn-oben

Ausführung:
So weit aufrichten, bis die Flaschen auf der Höhe der Knie sind. Beine nicht ganz durchstrecken. Arme lang lassen, Rücken immer gerade halten, danach wieder absenken und zurück in die Grundposition

Dauer:
15 Wiederholungen, drei Durchgänge

Level: 2

Blickrichtung nach vorn-oben sichert die richtige, gerade gestreckte Rückenhaltung!

**Dehnung
Oberschenkelrückseite**

Programm

4

**Vornüberbeugen im
beidbeinigen Stand**

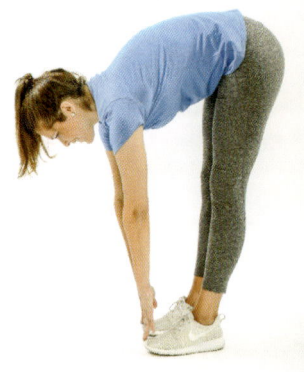

Grundposition:
Stabiler Stand

Ausführung:
Oberkörper nach vorn beugen,
Hände so weit Richtung Boden
strecken, bis ein Dehnungsschmerz an der Rückseite der
Oberschenkel entsteht, Beine
dabei durchgestreckt lassen

Dauer:
10–20 Sekunden halten, drei
Wiederholungen

Level: 2

... und Ihre Lieblingsübung

Zum Beispiel ...

• Kräftigung Bauch:
Crunches mit hochgelegten
Füßen (Level 2)
Seite 82

• Kräftigung unterer und oberer
Rücken:
Die Hände zum Himmel
(Level 1)
Seite 76

• Dehnung Oberschenkel-
vorderseite:
Hüftbeugerdehnung
Ausfallschritt mit Aufstützen
(Level 2)
Seite 133

• Kräftigung Oberschenkel-
außenseite:
Seitstütz am Boden (Level 1)
Seite 107

**Kräftigung
unterer Rücken**

**Kräftigung
Oberschenkelinnenseite**

Seehund

Adduktorenseitstütz

Programm

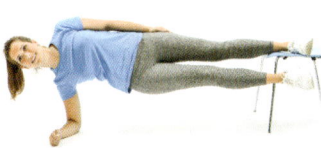

5

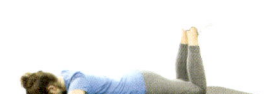

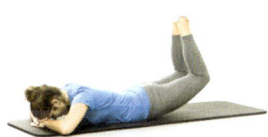

Grundposition:
Seitstütz auf dem Ellenbogen,
zunächst beide Unterschenkel
auf einem Stuhl oder Sessel
auflegen, Körper hängt durch –
das heißt, die Hüfte liegt seitlich auf dem Boden.

Grundposition:
Bauchlage, Hände unter dem
Kopf verschränkt, Stirn auf
dem Handrücken abgelegt

Ausführung:
Aus dem durchhängenden
Seitstütz den Körper vollständig durchstrecken (Seitstütz
ohne Verdrehen im Oberkörper), dabei stützt man sich auf
der Stuhlsitzfläche nur auf
einem – dem oberen – Unterschenkel ab, sodass das Körpergewicht durch den inneren
Oberschenkel des tragenden
Beins und die Körperspannung
gehalten wird.

Ausführung:
Rücken und Po anspannen
und die Füße nach oben schieben, sodass sich die Knie und
Oberschenkel vom Boden
lösen

Dauer:
10 Sekunden halten, zwei bis
drei Wiederholungen

Level: 3

Nicht mit Schwung, sondern kontrolliert, mit Kraft
bewegen!

Dauer:
10 Sekunden halten, dann
Seite wechseln, zwei Wiederholungen pro Seite

Level: 3

Dehnung **Oberschenkelinnenseite**	**Kräftigung** **Bauch**

Programm

5

Yogasitz	**Rudersitz**

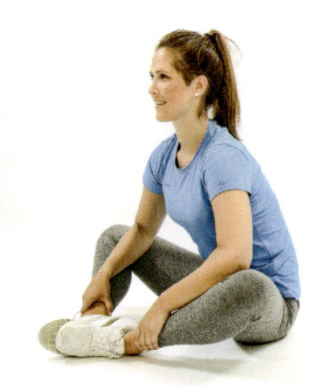

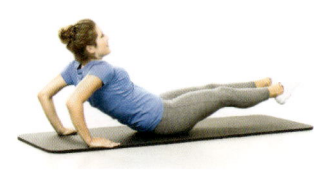

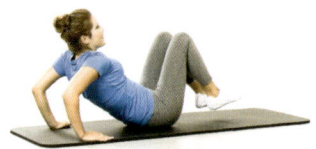

Grundposition:
Schneidersitz auf dem Boden, Fußsohlen zeigen zueinander

Ausführung:
Die Hände greifen an die Knöchel, damit liegen die Unterarme gleichzeitig an den Unterschenkeln. Nun mit den Ellenbogen die Knie zu Boden drücken, bis eine Dehnung an den Beininnenseiten zu spüren ist

Dauer:
10 Sekunden halten, drei Wiederholungen

Level: 1

Grundposition:
Sitzposition auf dem Boden, Beine ausgestreckt, Hände hinter dem Oberkörper auf dem Boden abgestützt, Ellenbogen angewinkelt

Ausführung:
Die geschlossenen Beine leicht anheben, anziehen, ganz gerade nach vorn strecken und wieder anziehen („Rudern")

Dauer:
Zehn bis 15 Wiederholungen

Level: 3

Wer dabei **Rückenschmerzen** bekommen sollte (Lendenwirbelprobleme), muss diese Übung meiden!

Dehnung
Bauch

Seelöwe

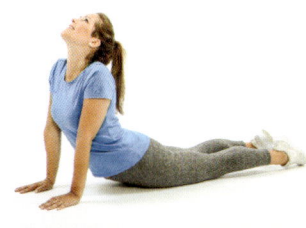

Grundposition:
Bauchlage, Beine und Füße
ganz gestreckt

Ausführung:
Oberkörper auf den durchgestreckten Armen gerade aufstützen, Kopf aufrichten (Blick
nach oben). Becken so weit
wie möglich durchsinken
lassen – im Idealfall so weit
wie auf dem Bild

Dauer:
5–10 Sekunden halten, zwei bis
drei Wiederholungen

Level: 3

Diese Übung kann auch mal
„auf den Rücken gehen".
**Nur machen, wenn keine
Schmerzen auftreten!**

... und Ihre Lieblingsübung

Zum Beispiel ...

• Kräftigung Oberschenkel-
vorderseite:
Kosaken-Einbeinkniebeuge
(Level 3)
Seite 128

• Kräftigung Oberschenkel-
außenseite:
Fakir im Stand (Level 3)
Seite 114

• Dehnung Oberschenkel-
rückseite:
Einbeiniges Hüftabspreizen
auf Gymnastik-Sitzball (Level 3)
Seite 100

• Kräftigung oberer Rücken:
Wasserkiste-Rudern (Level 3)
Seite 40

Programm

5

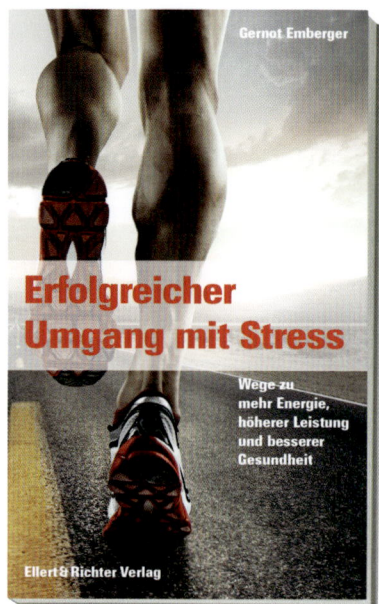

Gernot Emberger
Erfolgreicher Umgang mit Stress
Wege zu mehr Energie, höherer Leistung und
besserer Gesundheit
376 Seiten mit zahlreichen Abbildungen, Broschur
ISBN 978-3-8319-0615-4
€ 19,95 [D] / € 20,60 [A]

Strategien zur Stressbewältigung
In seinem Buch vermittelt der Sportpsychologe Gernot Emberger
moderne Ideen, aktuelle Konzepte und innovative Methoden für
einen ganzheitlichen Umgang mit Stress. Seine Zielgruppe sind
motivierte und einsatzfreudige Frauen und Männer, die dazu
neigen, sich stark zu beanspruchen, und dabei Gefahr laufen, in
ein Hamsterrad zu geraten und Raubbau an ihrer leiblichen wie
seelischen Gesundheit zu betreiben. Dieses Buch zeigt Wege
auf, wie ein guter Umgang mit Stress und hohen Belastungen
gelingen kann.

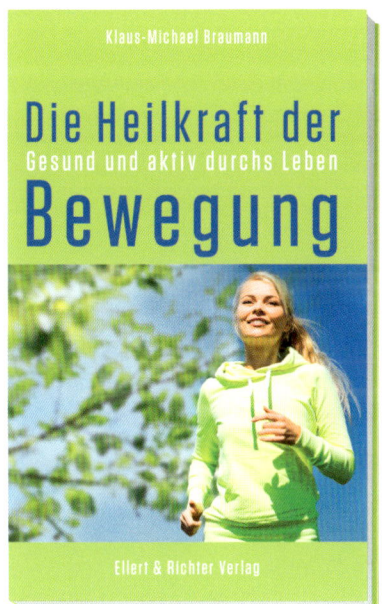

Klaus-Michael Braumann
Die Heilkraft der Bewegung
Gesund und aktiv durchs Leben
238 Seiten mit 13 Tabellen und Grafiken
Klappenbroschur
ISBN 978-3-8319-0617-8
€ 16,95 [D] / € 17,50 [A]

Bewegung ist die beste Medizin!
Egal in welchem Alter – Bewegung hat jeder nötig. Dabei geht es
nicht um den Anspruch an ein Schönheitsideal, sondern darum,
allseits bekannten Volkskrankheiten wie Asthma, Rückenschmerzen, Depression, Diabetes, Osteoporose und Herzinsuffizienz
vorzubeugen und unterstützend zur ärztlichen Behandlung
selbst Einfluss auf den Krankheitsverlauf zu nehmen.
Der Autor zählt zu den führenden Sportmedizinern Deutsch-
lands. Er erklärt anschaulich und verständlich, warum Bewegung
so wichtig für uns ist.

Impressum

Bibliografische Information der Deutschen Nationalbibliothek
Die Deutsche Nationalbibliothek verzeichnet diese Publikation in der Deutschen Nationalbibliografie; detaillierte bibliografische Daten sind im Internet über http://dnb.d-nb.de abrufbar.

ISBN 978-3-8319-0618-5

© Ellert & Richter Verlag GmbH, Hamburg 2017

Fotos: Manfred Wigger, Hamburg (We Care GmbH, Göttingen), Alexander Pihuliak, moodpix, Hamburg
Modell: Ann-Kathrin Otto, Hamburg

Lektorat: Annette Krüger, Hamburg
Redaktion: Birthe Imsel, Hamburg
Gestaltung: BrücknerAping Büro für Gestaltung GbR, Bremen
Gesamtherstellung: Opolgraf, Opole, Polen

www.ellert-richter.de
www.facebook.com/EllertRichterVerlag